Feng Shui
Harmonia e Prosperidade

Juan M. Alvarez

Feng Shui
Harmonia e Prosperidade

Título original: *Feng Shui - la Armonía del Vivir*
© Juan M. Alvarez
© 2004, by Editora ISIS Ltda.

Tradução:
Gloria Vargas

Supevisão editorial:
Gustavo L. Caballero

Produção e capa:
Equipe técnica ISIS

I.S.B.N.: 85-88886-11-7

Proibida a reprodução total ou parcial desta obra, de qualquer forma ou por qualquer meio eletrônico, mecânico, inclusive por meio de processos xerográficos, sem permissão expressa do editor (lei no 9.610 de 19.02.98)

Direitos exclusivos para a língua portuguesa reservados pela

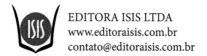

EDITORA ISIS LTDA
www.editoraisis.com.br
contato@editoraisis.com.br

Índice

9	Prólogo
15	Dedicatoria
17	Um Caso Urgente
19	História do Feng Shui
27	Uso Prático do Feng Shui
117	Soluçoes Transcendentais
123	Os Tres Segredos
151	Filosofias Relacionadas com o Feng Shui
173	Astrologia Chinesa
181	Os Elementos e a Personalidade
185	Funçoes do Ch'i
189	Algumas Experiências
193	Apéndice
209	Referencias

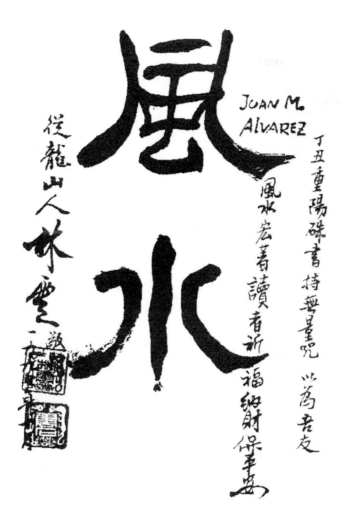

O Professor **Thomas Lin Yun**. Grande Mestre da seita Negra do Budismo Tântrico Tibetano, no Quarto Nível, dedica um pensamento a todos os leitores, escrito em caligrafia Chinesa e abençoando com um mudra sagrado.
"No dia lunar 9 de Setembro, 1997, dedico com um *sutra infinito* ao grande livro do meu amigo, Feng Shui, Harmonia e Prosperidade, abençoando a todos os leitores com prosperidade, saúde e proteção..."

The Lin Yun Temple
2959 Russell Steet, Berkeley, CA 94705
510-841-2347 510-548-2621 (fax) Website: www.yunlintemple.org

PRÓLOGO

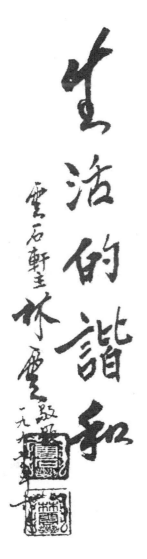

Muitos dos meus amigos e discípulos que têm estudado e são especialistas na antiga arte chinesa do Feng Shui, frequentemente comentam comigo que, se alguma vez publicarem um livro, desejariam que ele fosse acompanhado de um escrito meu, como um prólogo, e com a caligrafia chinesa como parte das ilustrações. É claro que este pedido vai além da amizade e do respeito que sentem por mim como mestre. Portanto, emociona-me e me satisfaz enormemente quando alguém me pede para escrever um prólogo para seu livro. Alguns, no entanto, acham que um livro de Feng Shui com meu prólogo, epílogo ou caligrafia chinesa poderia ajudar mais na sua promoção e venda.

Hoje, enquanto escrevo este prólogo para o livro "Feng Shui, a Harmonia do Viver", de Juan M. Alvarez, sinto uma profunda emoção ao saber que ele já se encontra na sua 5ª edição. O sucesso alcançado por este livro demonstra que seu interessante conteúdo está escrito numa linguagem simples, fácil de se compreender, e que não precisa do meu prólogo para sua promoção e venda. Sem meu prólogo, este livro já foi publicado quatro vezes em menos de um ano, demonstrando sua excelência didática. Eu tinha prometido a Juan escrever um prólogo para sua 1ª edição antes da publicação. Comecei de fato a prepará-lo, no entanto, devido às minhas atividades, sou propenso a ler o livro antes de começar a escrever seu prólogo. Pelo fato do livro de Juan estar escrito em espanhol, tive que pedir que fosse traduzido para o chinês. Naquele momento, eu estava viajando ao redor do mundo, ensinando Feng Shui em palestras e seminários em toda a Europa, Ásia, América e Austrália. Por esta razão, não consegui terminar o prólogo em tempo, para a edição que foi publicada em abril de 1997. Na sua segunda publicação, meu querido e honorável amigo Juan, mais uma vez me pediu sincera e respeitosamente se eu podia fazer o prólogo para a nova edição. Concordei, mas por causa da minha agenda, não consegui terminar em tempo para sua publicação. Na nossa última reunião, Juan me informou que estava preste a publicar a 4ª edição e mais uma vez me pediu respeitosamente para fazer o prólogo. Nesse momento, prometi-lhe que o terminaria ao retornar ao Mosteiro, em Long Island, depois do sucesso da longa viagem pela Alemanha, França, Suíça e Inglaterra. A nobreza de coração de Juan demonstra sua sinceridade e seu respeito por mim, e também seu espírito paciente e persistente.

O livro "Feng Shui, a Harmonia do Viver", está excelentemente escrito, sua informação é genuína, exata, verdadeiramente necessária, não necessita do meu prólogo e caligrafia para melhorar sua promoção e venda. As quatro edições do livro demonstram que sua informação é precisa, substancial e, ao mesmo tempo, fácil de entender. A razão

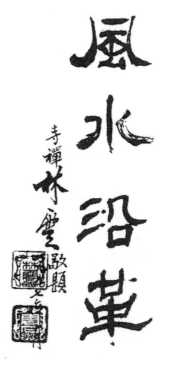

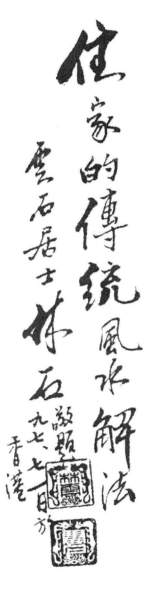

pela qual insisto em terminar este prólogo é porque entendo profundamente que a intenção de Juan ao me pedir que o escrevesse é devido a sua sinceridade e respeito por mim, a nossa boa amizade, e ao reconhecimento na sua obra da fonte original do ensino do Feng Shui. Portanto, este prólogo não é para dar ao livro "Feng Shui, a Harmonia do Viver" um esplendor adicional. O autor, Juan M. Alvarez, tem participado das minhas palestras, seminários, além de ter estudado profundamente os três livros clássicos do Feng Shui escritos por Sarah Rossbach. Juan tem participado em observações e análises profundas do Feng Shui, bem como em oferendas de incenso e cerimônias espirituais na China e no Tibet. Ele nos acompanhou numa viagem à China organizada pelo respeitável Professor Leo Chen. Durante a viagem, visitamos terras, lagos, montanhas famosas, templos, cidades e lugares sagrados, vinculados com a história e origens da antiga arte Chinesa do Feng Shui. Por esta razão, Juan não só possui o conhecimento teórico e prático do Feng Shui, com suas análises e soluções mundanas, mas também uma verdadeira vivência espiritual das soluções transcendentais do Feng Shui adquiridas através das suas experiências na China e no Tibet.

O livro começa com a história do Feng Shui e discute muitas aplicações práticas de como usar os princípios de beleza e decoração. Logo no início ele apresenta claramente a filosofia chinesa dos oito trigramas do I-Ching e explica a intenção do livro, de criar, através de sua informação, espaços de harmonia para melhorar a qualidade de vida e integrar o homem com as suas construções, com a natureza e com o universo.

Este livro também descreve como usar os princípios do Feng Shui nas situações mundanas e transcendentais e contém muita informação sobre curas transcendentais da filosofia da Escola do Chapéu Negro do Budismo Tântrico Tibetano. Também, nos últimos capítulos do livro, o autor, claramente, e com grande precisão, introduz os tipos de Chi no ser humano, a diferenciação dos cinco elementos do Chi e a astrologia chinesa aos seus leitores. De igual forma, contém um resumo das observações e soluções visíveis, invisíveis e transcendentais. Oferece também uma valiosa lista de diferentes escolas de Feng Shui para leitores que tenham interesse em estudar esta antiga arte ambiental.

Ao ler este livro, o leitor compreenderá que existem muitas escolas diferentes de Feng Shui e que a escola que eu tenho estabelecido oferece vários métodos de ajustes e decoração, incluindo soluções esotéricas e exotéricas para serem aplicadas em edifícios residenciais, comerciais, industriais, aeroportos, negócios, companhias e no planejamento urbano de comunidades e cidades. Este livro é honorável, pois o autor não somente descreve de forma simples e clara a filosofia ancestral chinesa, como também descreve o espírito harmonioso do Yin dentro do Yang e do Yang dentro do Yin e sua manifestação através dos oito trigramas do I-Ching.

Ele também analisa cuidadosamente as cores dos oito trigramas e as correspondências entre os aspectos internos e externos deles. Quanto ao aspecto prático, Juan propõe um sistema concreto para observar o entorno e determinar a qualidade de vida ou Chi, as influências da comunidade, da vizinhança e do ambiente, como reconhecer influências produzidas por estradas, ruas, transformadores, formas de terreno, localização e formas do hábitat, portas dianteiras, dormitórios principais, estufas de cozinhas, vigas, paredes, escadas, postes e como localizar móveis. Este livro inclui informação muito profunda. Ele explica cuidadosamente métodos para ajustes menores de acordo com os ensinamentos da Seita Negra, Budismo Tântrico Tibetano, ajustes que requerem curas transcendentais para edifícios. Estes métodos decorativos e ajustes menores incluem o uso de espelhos, de luzes, cristais, móveis, flautas, bolas de cristal feng shui, etc., e também leva em conta a pesquisa sobre a vitalidade das plantas.

Este livro também inclui as partes mais secretas do Feng Shui: as curas transcendentais. As curas transcendentais ou Dharma não devem ser passadas a terceiras pessoas, sem antes honrar o 'envelope vermelho.' Estas curas incluem: o reforço dos três segredos, o traçado das nove estrelas, o método transcendental da roda das oito portas, como conceber um filho, ajustes do Chi interior e exterior do hábitat, como esclarecer a mente e o coração, e métodos de como reforçar o Chi pessoal, e incluem: a meditação "sutra" do coração, a meditação Solar do Buda, o exercício da prosperidade, a meditação espiritual dos oito trigramas, como ajustar a sorte, a saúde e o equilíbrio mental e físico. Da fonte divina que manifesta o universo, derivam as teorias do Chi, do Yin-Yang, do Taoísmo, dos Cinco Elementos Chineses, dos Oito Trigramas. Inclui também os princípios de que "a substância é vazio" e o "vazio" é "substância" e o uso dos três sistemas de cores manifestados através dos cinco elementos chineses, as Seis Palavras Verdadeiras e o espectro das sete cores do arco íris.

Além disso, ele descreve a relação dos cinco elementos chineses com a personalidade. Mesmo que este livro seja chamado de Feng Shui, devido a sua perspectiva de teorias e aplicações, ele realmente é um resumo das distintas teorias e filosofias desenvolvidas através dos pontos de vista da Escola Chapéu Negro, Budismo Tântrico Tibetano. As palavras de Juan, no final do livro, são muito especiais. Eu recomendo altamente este livro para arquitetos, doutores, mestres, psicólogos, urbanistas, desenhistas de áreas verdes e de interiores, e a todas as pessoas que tenham ou não estudado o Feng Shui. Eu acho que todos, independentemente da sua prática e profissão se beneficiarão bastante com este livro.

Que todos os leitores sejam abençoados com prosperidade e harmonia.

Thomas Lin Yun
02 de Março de 1998.

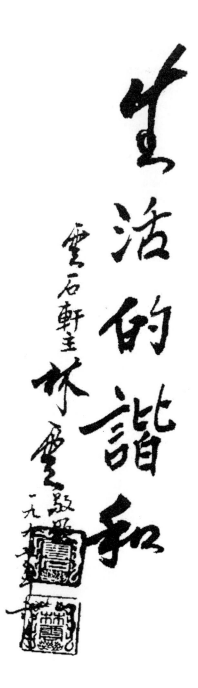

DEDICATÓRIA

À minha adorada esposa, Carmen, cuja ajuda, apoio e devoção têm sido minha inspiração constante. À minha querida mãe, Maria Luisa, a todas as mães do mundo, ao templo sagrado da humanidade: ao Planeta Terra.

Quero também expressar meu agradecimento a Katherine Metz e a Melanie Lewandoski, estudantes avançadas do Mestre Thomas Lin Yun, por terem compartilhado comigo seus conhecimentos da legendária arte chinesa do Feng Shui e pelos seus exemplos e motivações permanentes.

O conteúdo desta obra deve-se à orientação espiritual do Mestre Thomas Lin Yun, de quem tenho recebido os ensinamentos que tem me permitido me aproximar mais da fonte da luz divina, da faísca da vida, da força criadora do universo, do Chi.

Dedico também este livro a todos os homens e mulheres desta época e especialmente aos leitores com quem vou compartilhar este conhecimento ancestral. Aqueles que compreenderem e chegarem a utilizar os métodos e técnicas tradicionais que aqui apresento, desvendarão o véu da ilusão, observarão entre as sombras da vida e melhorarão suas relações humanas, sua prosperidade e sua saúde.

A prática do Feng Shui enriquecerá suas vidas, integrando-os à energia, à essência e ao espírito da natureza, através dos princípios universais da harmonia e das sublimes experiências espirituais que viverão.

Om Ma Ni Pad Me Hum

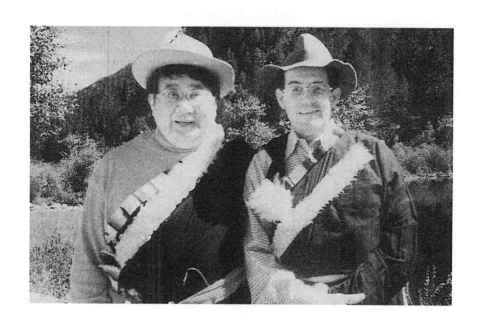

Setembro de 1996.
O autor e o Mestre LinYun no Tibet.

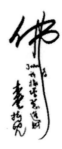

Um Caso Urgente

São seis horas da tarde e estou terminando um dos Seminários de Feng Shui. Em pouco tempo, devo ir ao aeroporto de Miami para receber meu filho que vem de Nova Iorque. Seu avião chega às nove horas da noite. Enquanto respondo as diversas perguntas dos estudantes, dois deles chegam perto de mim, Luís e Isabel. Eles me pedem ajuda urgente e imediata. Precisam de um estudo de Feng Shui no seu negócio. Tento planejar a visita para o dia seguinte, mas eles me dizem que possivelmente amanhã já seja muito tarde. Receberam uma notificação de que devem desocupar o local imediatamente por excesso de atraso no pagamento do aluguel. A sua situação econômica é tal que não acreditam que poderão permanecer abertos por mais dois ou três dias. Dizem que as vendas são praticamente nulas. Diante da angústia do problema, concordo em ir imediatamente. Ao chegar ao negócio, encontramos sérios conflitos quanto à posição dos móveis e à localização do banheiro. Ele está construído justamente na área das finanças. A porta principal achava-se bloqueada por móveis agressivos, terminados em esquinas. Dobrei as mangas da camisa e com a ajuda dos meus amigos começamos a mudar a posição dos móveis. Colocamos artisticamente vários arranjos florais e algumas amostras dos seus produtos. Fechamos o banheiro numa solução transcendental, pois não tínhamos tempo para instalar um espelho na parte exterior da porta de acesso. Equilibramos as cores. Colocamos os quadros e os objetos de que dispunham nos lugares correspondentes. Situamos a cor violeta na área das finanças, o vermelho na área de fama e o rosa nas áreas das associações. Trabalhamos tão diligentemente que antes das nove tínhamos conseguido mudanças notáveis, terminando exatamente na hora de pegar meu filho, que já estava me esperando.

Ao meio dia do dia seguinte, Isabel telefona e está muito contente. Conta-nos que na noite anterior, no caminho para casa, compraram um bilhete de loteria. Ao conferi-lo hoje pela manhã perceberam que o número deles estava premiado. Não era muito dinheiro, porém o suficiente para pagar o aluguel atrasado do local. Era a primeira vez na vida que ganhavam algo na loteria. E tem mais, nessa manhã assinaram dois contratos muito importantes, que gerarão recursos suficientes para poder manter o negócio.

É possível que a energia que agora flui sem bloqueios no negócio deles, tenha alguma relação com a sorte dos donos e com o comportamento dos clientes? Podem as consequências das mudanças feitas na noite anterior serem tão notáveis, realizadas seguindo os princípios simples da arte do Feng Shui?

I
HISTÓRIA DO FENG SHUI

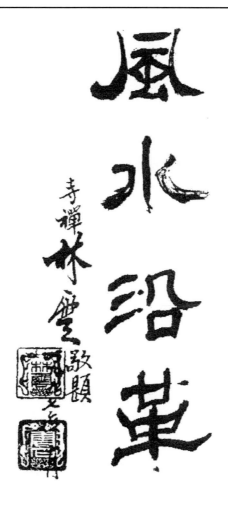

Difusão no Ocidente da lendária arte do Feng Shui

Um dos primeiros livros aparecidos no mundo ocidental sobre o Feng Shui foi *A Ciência da Paisagem Sagrada,* escrito pelo missionário Ernest Eitel e publicado em 1873. Na Europa despertou certo interesse, porém não o suficiente para fazê-lo realmente popular. Foi necessário que passassem outros 100 anos para que este tema chamasse a atenção do mundo ocidental. Sarah Rossbach, uma das estudantes do Mestre Thomas Lin Yun escreveu em 1983, o livro *Feng Shui: The Chinese Art of Placement.*[1] Esta obra, escrita com delicadeza e simplicidade, despertou um grande interesse no público americano. Anos depois, Sarah publicou outros dois livros: *Interior Design with Feng Shui*[2], e *Living Colors*[3], ambos sob a direção do Mestre Lin Yun. De todas as escolas budistas, a menor e mais antiga – A Seita Negra do Budismo Tântrico - é a que tem servido de canal para transmitir ao mundo moderno os princípios modernos e os métodos desta tradição milenar.

Como eu já disse na Introdução, toda a informação sobre os métodos tradicionais e transcendentais da legendária arte ambiental do Feng Shui, contida neste livro, procede diretamente dos ensinamentos do Mestre Lin Yun, líder espiritual da Seita Negra do Budismo Tântrico Tibetano, no seu Quarto Nível.

O Mestre Thomas Lin Yun

No ano de 1972, um sacerdote budista começou a visitar os Estados Unidos, ensinando a tradição da arte ambiental do Feng Shui. O Mestre Thomas Lin Yun começou seus estudos de Budismo Tântrico Tibetano com

---

[1].- Feng Shui: A Arte Chinesa da Colocação.
[2].- Desenhos de Interiores com Feng Shui.
[3].- Cores Vivas.

a idade de 6 anos. Nascido na China, ele tem dedicado toda sua vida ao estudo do budismo e da mística arte do Feng Shui. É uma pessoa simples e de poucas palavras, cujo olhar reflete a profundidade da sua consciência e cuja vida é um singular exemplo de dedicação ao trabalho espiritual.

O Mestre Lin Yun incentiva seus estudantes a difundir e compartilhar o conhecimento e a filosofia do Feng Shui – trazidos por ele para os Estados Unidos – com todas as pessoas que estejam procurando uma maior paz e harmonia para suas vidas.

O Feng Shui

A tecnologia moderna e a superpopulação têm criado grandes problemas de contaminação, que afetam os ciclos naturais e vitais do planeta. Problemas que são cada vez mais graves e estão causando mudanças importantes no meio ambiente, alterando as emoções, a saúde, a harmonia e a vida mesma de todos os seres vivos.

O Feng Shui chega a nós desde um passado remoto como uma ferramenta muito útil, da qual nos podemos servir para abençoar, proteger e harmonizar a energia vital que flui através de nosso ser e que se projeta em nosso espaço imediato, em nossas casas e em nossos lugares de trabalho. A finalidade da arte ambiental do Feng Shui é criar harmonia entre as construções dos seres humanos e os próprios seres humanos que as habitam.

Os primeiros passos no Feng Shui conduzir-nos-ão - através das profundezas das nossas mentes, dos nossos conceitos, nossas crenças e nossa realidade presente - até a compreensão de uma filosofia baseada no princípio universal da dualidade, na teoria do Yin e o Yang. Começaremos a caminhar sobre a senda de um conhecimento milenar. Aprenderemos a captar certos princípios que se manifestam na natureza: Os cinco Elementos Chineses, Os Ciclos Construtivos e Destrutivos dos Cinco Elementos, As Três Escolas de Cores, As linhas da Harmonia (Ba-Gua) e as Projeções e Movimentos das linhas da Harmonia. A compreensão destas teorias despertará pensamentos que têm estado adormecidos em nós desde um passado muito distante e desenvolveremos uma certa sensibilidade que nos fará conscientes das energias ao nosso redor.

A Seita do Budismo Tântrico, no seu quarto nível, ensina-nos como converter nossas casas e lugares de trabalho num reflexo das nossas vidas e das nossas aspirações e nos prové da informação necessária para reforçar aquelas áreas de nossas vidas que precisam de algum ajuste. Os ajustes e arranjos do Feng Shui se realizam utilizando as *Nove Adições Menores da Tradição*.

A vertente mística do Feng Shui é o aspecto mais importante deste sistema. É o que se conhece como o *Método Transcendental*. O uso do Método Transcendental produz resultados extraordinários.

O Feng Shui permite transformar as energias adversas do médio ambiente que afetam negativamente a saúde, a economia e as relações pessoais, em outras positivas que geram prosperidade, saúde e abundância, tanto física quanto espiritual.

Etimologia

Literalmente a palavra Feng Shui significa Ar - Água. Um sinônimo do Feng Shui é "Geomancia", embora este termo seja mais utilizado para designar certas práticas de predição, de origem árabe, que se disseminaram pela Europa, durante a Idade Média. No entanto, a palavra Geomancia foi usada por alguns escritores do século XIX para se referirem à arte do Feng Shui.

Outro nome dado ao Feng Shui, que provém de épocas muito remotas, é o de "Kan-Yu." A palavra Kan Yu é traduzida como "envoltura e apoio", simbolizando o Céu (envoltura) e a Terra (apoio). Este termo procede da filosofia taoísta, que relaciona os eventos da Terra com o Universo e ao contrário, os eventos do Universo com o que acontece na Terra.

A China é um país predominantemente agrícola. Através dos séculos, a agricultura chinesa tem logrado conservar as terras férteis para alimentar a população mais numerosa do planeta. Os chineses conseguiram manter grandes massas de seres humanos, sem esgotar a fertilidade das suas terras, por serem conhecedores dos ritmos da natureza e dos elementos que nela se manifestam.

Muitos buscam um Shan-gri-la, outros um céu ou um lugar de glória. Os mestres do Feng Shui chineses buscam a forma de localizar os objetos, combinando suas cores e suas formas para criar ambientes harmoniosos, na Terra, aqui e agora.

Uma das definições mais poéticas do Feng Shui deve-se ao pensador e autor Stephen Feuchtwan: "Saber escolher o lugar adequado, no momento devido; o alinhamento correto com as direções do Universo, combinando o uso eficiente dos objetos com a reverência mística, é harmonia... é paz... é Feng Shui..."

Escolas de Feng Shui

As duas principais escolas na prática do Feng Shui são:
1. A Escola das Formas.
2. A escola da Bússola

Cada escola tem várias denominações.

A Escola das Formas (Hsing-Shih) é também conhecida como a Escola das Configurações, o Método de Kanchow e o Método de Kiangsi.

A Escola da Bússola é conhecida como a Escola das Direções e Posições (Fang-Wei), também como o Método dos Homens, o Método das Casas e dos Lares e a Escola de Fukien.

Qualquer escola que se selecione para o estudo e a aplicação do Feng Shui, baseará seu conhecimento em princípios universais da harmonia. O objetivo principal que se busca com o Feng Shui, é harmonizar nosso entorno com a força criadora universal conhecida como "Ch'i."

Cada ano tem doze meses e em cada mês existem momentos nos quais as forças do Ch'i são vigorosas e outros nos quais a força do Ch'i é mais débil. É algo parecido com a respiração no ser humano. O conhecimento dos ritmos e das polaridades das forças Yin e Yang são fundamentais em toda criação de ambientes harmônicos.

Feng Shui: a harmonia do viver

A relação do homem com seu lar é íntima, essencial e sutil. Quando alguém chega em casa e se sente bem é porque o ambiente do lugar é equilibrado e sadio. Há algo invisível, que não se percebe com os sentidos, porém se sente. Esse algo é o espírito do lugar. Através do Feng Shui o espírito do lugar nos fala uma língua de luz e formas, alertando-nos a sermos conscientes dos padrões que nós mesmos temos criados em nos nossos lares, em nossos locais de trabalho e em nossas próprias vidas.

O Feng Shui está baseado na observação da natureza e dos processos que nela manifestam vitalidade, beleza, harmonia e paz.

Com o passar dos séculos a filosofia do Feng Shui tem sido influenciada por diferentes culturas. O Mestre Lin Yun detalha este processo da seguinte forma:

1. A tradição milenar do Tibet (Bom) – Primeiro Nível
2. A cultura Hindu-Budista – Segundo Nível
3. A cultura Chino - Confucionista – Terceiro Nível
4. A cultura do mundo moderno. – Quarto Nível.

O Feng Shui contém conhecimentos procedentes da tradição, do Budismo, do Tao, do Livro das Mutações ou I Ching e da Astrologia Chinesa.

Como já foi dito, existem dois métodos analíticos ou escolas principais de Feng Shui:

1) A Escola da Bússola.
2) A Escola das Formas.

A Escola da Bússola utiliza métodos analíticos e utiliza uma bússola para encontrar o alinhamento das construções e das áreas com os pontos cardeais e para estabelecer as relações existentes entre elas.

A Escola das Formas utiliza métodos transcendentais e baseia-se, para estabelecer suas relações, nas formas naturais do lugar. A essência deste método é a localização da entrada da força vital ou *Boca do Ch'i* nas construções e nos espaços estudados, baseando-se seguidamente nas linhas de harmonia ou em campos de energia.

Este livro de Feng Shui segue a filosofia da Escola das Formas tal como a ensina o Mestre Thomas Lin Yun, máxima autoridade do Quarto Nível do Feng Shui.

O Quarto Nível do Feng Shui é a integração do conhecimento tradicional da Escola das Formas com a Ciência Moderna. Entre as ciências que têm influenciado o Feng Shui estão a Bioenergética, a Ergonomia, a Arquitetura, a Engenharia Ambiental e, especialmente, a Construção Biológica ou Bau-Biology. A ciência da Bau-Biology dedica-se ao estudo e desenho de construções ambientalmente harmônicas, edifícios cujos materiais e formas contribuam para manter tanto a eficiência energética quanto a saúde dos seus ocupantes. Muitos praticantes do Feng Shui são "Bau-Biologists." O diretor do Instituto Internacional de Bau-Biology é o arquiteto e construtor, Reinhard Konuka. O arquiteto Konuka, ainda que de nacionalidade alemã, mantém seu centro de pesquisa e desenho na Nova Zelândia. Nos Estados Unidos existe um escritório do Instituto Internacional de Bau-Biology.

Quem estiver interessado nos estudos da Bau-Biology pode dirigir-se ao:
Instituto de Bau-Biology e Ecologia / Post Office Box 387
Clearwater, FL 34615 / Tel: 813-461 4371

> *Três coisas regem nossas vidas:*
> *A primeira é a força do destino,*
> *a segunda, a sorte,*
> *a terceira é o Feng Shui.*

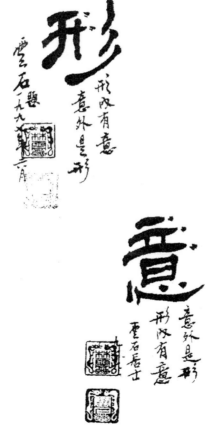

II
USO PRÁTICO DO FENG SHUI

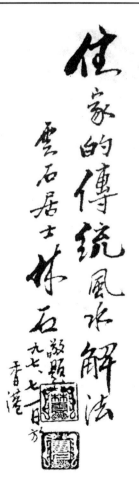

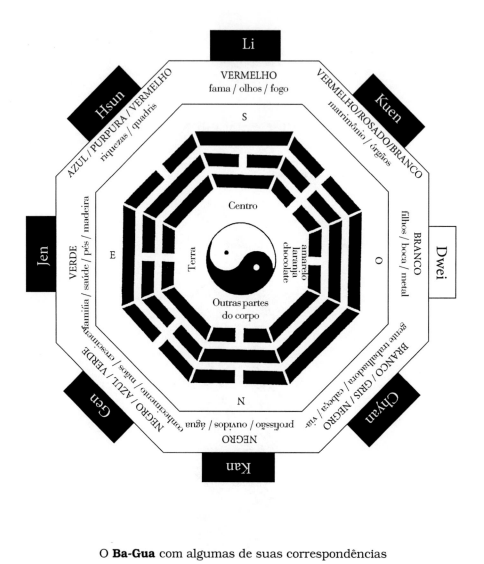

O **Ba-Gua** com algumas de suas correspondências

Usos do Feng Shui

O estudante deverá familiarizar-se com a filosofia do Feng Shui, suas teorias e seus métodos de observação: visível e invisível. Depois de ter localizado os problemas presentes no lugar, aplicar-se-ão as soluções adequadas. Estas soluções podem ser visíveis ou invisíveis (também chamadas transcendentais).

Deste modo, a aplicação prática do Feng Shui pode ser esquematizada em duas fases: observações e soluções.

OBSERVAÇÕES	
Visíveis Yang	Invisíveis Yin
SOLUÇÕES	
TANGÍVEIS Yang	TRANSCENDENTAIS Yin
OBJETO	

Observações visíveis

As observações visíveis são aquelas que podemos perceber através dos nossos sentidos físicos. Entre elas estão a observação da vizinhança, da vegetação que rodeia o lugar, a elevação do terreno, a existência de morros, montanhas, ou vales. Se a vegetação é pobre e deserta, geralmente isto indica um Ch'i pobre. Se a vegetação é verde e abundante com árvores frondosas, é indicação de um Ch'i próspero. Também se deve observar a presença de outras estruturas, estradas, estradas de ferro, aeroportos, ruas, postes telefônicos e de eletricidade, transformadores, pontes, rios, lagos e mares. A forma do terreno, a forma da casa, a distribuição dos quartos e a localização dos banheiros, da cozinha, dos móveis e das cores. As formas

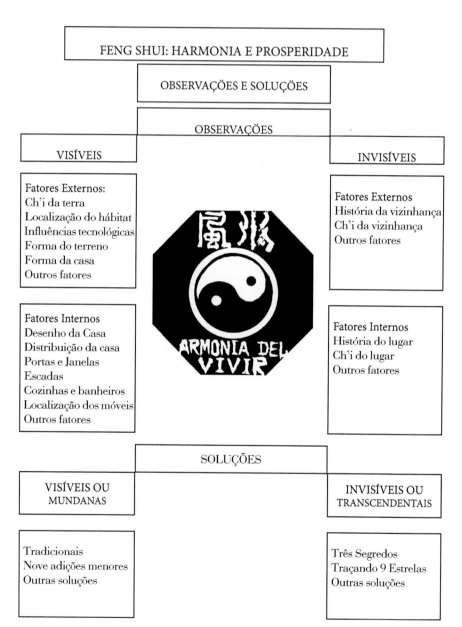

FENG SHUI: HARMONIA E PROSPERIDADE

OBSERVAÇÕES E SOLUÇÕES

OBSERVAÇÕES

VISÍVEIS

INVISÍVEIS

Fatores Externos:
Ch'i da terra
Localização do hábitat
Influências tecnológicas
Forma do terreno
Forma da casa
Outros fatores

Fatores Externos
História da vizinhança
Ch'i da vizinhança
Outros fatores

Fatores Internos
Desenho da Casa
Distribuição da casa
Portas e Janelas
Escadas
Cozinhas e banheiros
Localização dos móveis
Outros fatores

Fatores Internos
História do lugar
Ch'i do lugar
Outros fatores

SOLUÇÕES

VISÍVEIS OU
MUNDANAS

INVISÍVEIS OU
TRANSCENDENTAIS

Tradicionais
Nove adições menores
Outras soluções

Três Segredos
Traçando 9 Estrelas
Outras soluções

do desenho, das paredes, colunas, vigas, e portas. A observação visível inclui a aplicação das linhas da harmonia, o Ba-Gua, para averiguar de que maneira as formas da casa e das habitações estão afetando a qualidade da vida, o fluir do Ch'i.

A palavra Ba-Gua significa "oito símbolos que se penduram". Trata-se de um símbolo tradicional chinês, cuja forma é a de um polígono regular de oito lados ou octógono. A cada um dos seus lados, corresponde um trigrama e tem uma série de associações em distintos níveis; por exemplo, cada linha do Ba-Gua está associada com uma das atividades mundanas do homem. Este é o principio que utilizamos no Feng Shui para estabelecer a íntima relação existente entre o homem e suas construções.

A visualização das linhas da harmonia do Ba-Gua, ao redor do perímetro do terreno e da casa, é a operação inicial que nos permitirá descobrir se a distribuição do edifício que vamos estudar é ou não a adequada. Para isto, dividiremos em três partes iguais, cada um dos lados da casa, isto nos permitirá construir o octógono sobre ela. As áreas cortadas (ou ausentes dentro do octógono) debilitam o Ch'i, as áreas estendidas ou expandidas (fora dele) o fortalecem. Ao situar o Ba-Gua sobre o perímetro do edifício, localizamos as áreas que correspondem às principais atividades vitais das pessoas que ali vivem ou trabalham. Dentro de um edifício, cada habitação tem, de novo, seu próprio Ba-Gua.

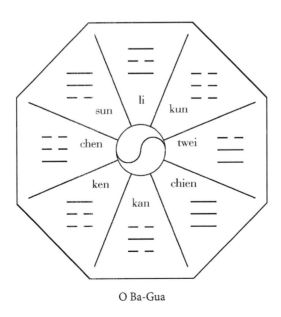

O Ba-Gua

Ao visualizar ou desenhar mentalmente o Ba-Gua, ao redor do perímetro de uma casa, devemos sempre alinhar a porta da entrada principal com a linha da água (novo conhecimento, profissão e benfeitores). A área esquerda (olhando de frente) corresponde às atividades de auto-cultivo, aprendizado ou conhecimento novo. Na direção do centro desta linha, encontra-se a energia que corresponde à missão das nossas vidas, à carreira e à profissão. À direita está a área relacionada com nosso pai físico e espiritual e com aquilo que nós esperamos que os outros façam por nós. Esta é a área dos benfeitores.

O desenho seguinte mostra a distribuição das oito atividades ao redor do perímetro de uma casa. A forma correta das linhas de harmonia é o octógono, porém, neste esquema, utilizou-se um retângulo para ajudar a sua visualização. Trata-se de localizar os elementos, as cores e as atividades mundanas no lugar adequado da casa. O total de atividades mundanas é de nove, incluindo o centro. Isto é, oito trigramas que formam as linhas do octógono e seu centro que simboliza o complemento de todas as formas, sua união harmônica.

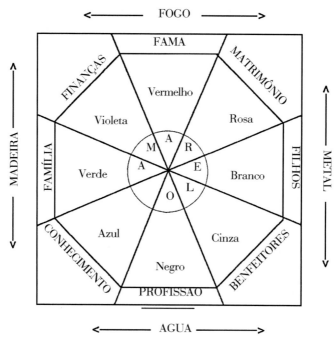

Porta do entrada principal - Boca do Ch'i

As Linhas de Harmonia do Ba-Gua

ÁREAS DO BA-GUA NA CASA

VIOLETA   FOGO   ROSA
                 VERMELHO

FINANÇAS	FAMA	MATRIMÔNIO
FAMÍLIA	SAÚDE	FILHOS
CONHECIMENTO	PROFISSÃO	BENFEITORES

MADEIRA VERDE (parede esquerda) — METAL BRANCO (parede direita)

←—— ALINHAR COM A PORTA DE ENTRADA PRINCIPAL ——→

AZUL   NEGRO   CINZA
               ÁGUA

A parede esquerda representa a madeira, com a cor verde na área da família, é a conexão com nosso passado, nossos avôs e antepassados. Seu caráter é feminino.

A parede direita representa o metal, com a cor branca na área dos filhos. São os frutos da nossa vida e também nossa criatividade. É de caráter masculino.

A parede frontal da casa é de natureza Yang e caráter masculino.

A parede posterior da casa é de natureza Yin e caráter feminino.

Observações invisíveis

As observações invisíveis ou intangíveis são as que não podemos detectar por meio dos nossos sentidos físicos. Podem ser manifestas ou transcendentais. As observações manifestas são aquelas que podem ser captadas com a ajuda de instrumentos, tais como os detectores de energias eletromagnéticas (ondas de rádio, de radar, microondas, raios infravermelhos, e raios ultravioleta, raios X, raios gama, raios beta e raios cósmicos, dentre outros) e outros instrumentos como pêndulos, varas e outros que facilitam a percepção das energias geomagnéticas e cósmicas presentes no lugar. As manifestações transcendentais incluem a história da vizinhança, a qualidade de vida da vizinhança, a história e o espírito do lugar. São fatos de caráter invisível que têm uma notável influência sobre o lugar que vai ser estudado. A detecção destas energias e a história do lugar indicar-nos-ão a qualidade do ambiente, que afeta de um modo direto a qualidade de vida.

Uma vez localizados os problemas existentes, aplicaremos as soluções adequadas de decoração Feng Shui, para criar um ambiente de harmonia.

Soluções visíveis

As soluções visíveis são as que temos recebido da tradição. São os princípios da tradição para os negócios e para o lar e as Nove Adições Menores.

Alguns dos princípios da tradição para o lar e para os negócios estão descritos mais adiante.

As nove Adições Menores são uma série de objetos decorativos. A seleção de uma Adição particular dependerá do que a nossa intuição nos indique. Nos lugares que precisam ajustes, podemos usar qualquer uma das Adições Menores.

Por exemplo, se necessitamos reforçar nossa atividade vital relacionada com a carreira ou profissão, isto é, se estamos procurando trabalho, queremos mudar de emprego ou melhorar nossa posição no trabalho atual, deveremos colocar uma luz ou objeto brilhante na área da profissão, (localizada no centro da parede frontal, alinhada com a porta de entrada). Como se pode ver no esquema da página anterior, a carreira ou profissão vibra com o elemento água, por isto a colocação de uma fonte de água na zona da profissão ativará nela a força Ch'i. Também se podem colocar bandeiras, quadros ou ilustrações que mostrem paisagens marítimas, honrando, desde modo, o elemento água.

Embora as Adições Menores sejam soluções visíveis, entre os objetos que nelas se incluem há vários que são igualmente utilizados nas soluções transcendentais, entre eles estão os espelhos, os Ba-Guas e as flautas de bambu chinesas.

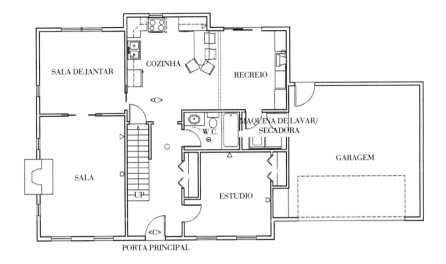

Situações que precisam de ajustes:
1) Cozinha de frente à porta
2) Escada mordente
3) Banheiro na área da saúde

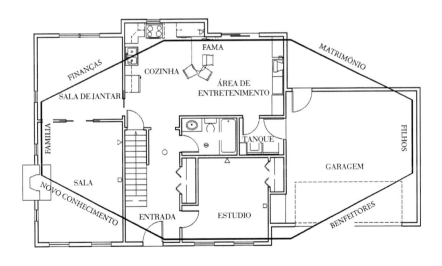

Aplicação do Ba-Gua sobre o plano de uma casa

Soluções Invisíveis ou Transcendentais

Entre as soluções invisíveis ou transcendentais estão: os Três Segredos, o Traçado das Noves Estrelas, os Usos Transcendentais do Ba-Gua e o Trancamento das Portas.

Exemplos da Antiga Arte do Feng Shui

É muito interessante conhecer áreas da casa que estão relacionadas com as diversas atividades de nossas vidas, seja com as relações pessoais, o matrimônio, as finanças, a saúde física e mental, a carreira ou a profissão. O conhecimento da localização que estas atividades têm no lar nos permitirá honrá-las devidamente, o que terá uma repercussão direta sobre essa nossa atividade vital.

No Feng Shui, os objetos decorativos são colocados sempre nos lugares apropriados. Se quisermos reforçar o aspecto econômico dos membros da família, colocaremos objetos adequados na área das finanças. Se quisermos ativar os relacionamentos pessoais ou o matrimônio, colocaremos objetos decorativos no lugar que corresponde ao matrimônio.

A colocação de cristais e luzes na entrada principal dos locais tem ajudado notavelmente em vários negócios da área de Miami. As bolas de cristal do Feng Shui são feitas de cristal austríaco. Elas são esferas de múltiplas caras, com uma pequena abertura na parte superior para poder pendurá-las do teto. Seus diâmetros variam entre 20 mm e 100mm. Estas bolas de cristal são penduradas a 9 polegadas do teto (ou nove centímetros, o importante é que sejam nove unidades). Quando a porta da entrada principal está localizada na área dos benfeitores, a instalação de uma luminária com duas lâmpadas, é também propícia. A referida luminária deve ser instalada com a luz dirigida para dentro, para reforçar a energia relacionada com o aumento dos clientes.

Reforçar a energia na área dos filhos tem permitido o sucesso na gravidez de várias famílias que estavam esperando filhos. Esta área se ajusta com a colocação de móbiles sonoros e plantas com flores brancas, já que honrando a cor branca, reforçamos a energia que corresponde aos filhos, frutos de nossa vida. A instalação de luzes, especialmente se a área está corta-

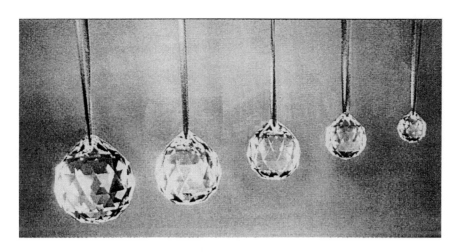

Bolas de Cristal Feng Shui

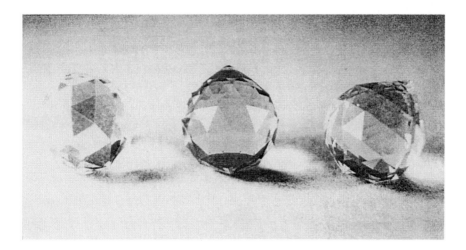

da ou escura, é também muito adequada. Nestes casos é também conveniente reforçar as outras soluções com os Três Segredos (*ver página 114*).

Um dos nossos estudantes estava passando por uma dificuldade econômica. Era dono de um negócio e tinha sérios problemas com a cobrança de contas atrasadas de seus clientes. Muitas vezes os problemas dos negócios se originam no lar. Ao inspecionar sua casa, vi que tinha a cama localizada no centro do quarto e no caminho da porta de entrada, razão pela qual sua cama achava-se totalmente à deriva. Mencionei-lhe as diferentes alternativas que tinha para localizar a cama. A cabeceira da cama deve ser colocada sempre contra uma parede sólida. Esta posição fortalece o Ch'i e dá uma sensação de segurança que se reflete na vida da pessoa que nela dorme. A direção da cabeça, com relação ao Ba-Gua, determina a atividade que desejamos reforçar. Ele escolheu a área das finanças. Poucos dias depois de mudar a posição da sua cama, as cobranças no negócio começaram a melhorar. E mais, desde então, as suas vendas aumentaram sensivelmente.

Se nós desejamos receber ajuda em nossos relacionamentos pessoais, devemos colocar a cabeceira da cama voltada para a área do matrimônio; se o que desejamos é potencializar nossas realizações, ideais, planos ou projetos, colocaremos voltada para a área da fama; se o que desejamos é receber ajuda no aspecto econômico, devemos situá-la no sentido da área das finanças e assim por diante. A cama não deve nunca se alinhar com a porta de entrada. Dormir com a cabeça voltada para a janela também debilita o Ch'i, porém não é tão ruim quanto fazê-lo na direção da porta de entrada. Nestes casos, a solução é pendurar uma bolinha de cristal Feng Shui no marco da janela, para equilibrar o efeito de vazio que esta produz. Na impossibilidade de trocar a posição da cama, para proteger a pessoa que nela dorme, deve-se pendurar uma bolinha de cristal Feng Shui entre a porta de entrada e a cama.

Um cirurgião não tinha capital suficiente para adquirir os novos equipamentos que precisava para seu consultório. Sugeri a ele, dentre outras coisas, que pendurasse uma bola de cristal Feng Shui com um cordel vermelho a nove polegadas do teto na área das finanças e colocar uma pequena luminária com uma lâmpada cor violeta. Estas mudanças foram reforçadas com os Três Segredos. Poucos dias depois, recebeu créditos de contas atrasadas, vendeu um apartamento que há muito tempo estava anunciado e finalmente sua situação financeira começou a melhorar.

A colocação dos cristais - segundo suas formas e cores - nos lugares apropriados do Ba-Gua produz efeitos surpreendentes na vida das pessoas. As cores transcendem as formas e as formas transcendem a matéria. A substância ou matéria dos cristais corresponde ao elemento água, porém o que estimula o uso, o elemento ou a energia que desejamos ativar é a nossa intenção. Uma pirâmide de cristal significa fogo se, mediante os Três Segredos, ativamos sua forma cônica. As formas cônicas correspondem ao elemento fogo. Qualquer objeto cônico, seja de madeira, metal ou cristal, ao ativar sua forma, representará o fogo. O objeto que representa o elemento fogo deve ser colocado no lugar correspondente do Ba-Gua. Depois se reforça com os Três Segredos. Finalmente observaremos o efeito que

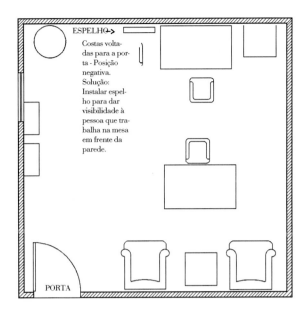

Escritório

esta mudança produz em nossas vidas, no que se refere as nossas realizações, ideais, prestígio ou fama.

Um astrólogo de Miami colocou cristais nos lugares correspondentes das linhas de harmonia do Ba-Gua: uma ametista (violeta) na área das finanças, uma pirâmide de quartzo vermelho na área da fama, um quartzo rosa na área do matrimônio e um ônix com fendas de matizes brancos na área dos benfeitores. Estas mudanças foram reforçadas com os Três Segredos. O resultado foi muito satisfatório: sua situação financeira melhorou consideravelmente, permitindo-lhe comprar uma casa nova.

A porta da entrada principal, segundo a escola das Formas, representa a entrada da energia, a força da vida ou Ch'i. A vida manifesta-se através do líquido água. A linha da água é sempre a prolongação da Boca do Ch'i, isto é, da porta da entrada principal da casa. É conveniente manter a frente da porta livre. Toda planta com espinhas, que representa a forma cônica do elemento fogo, produzirá um efeito agressivo e criará conflitos de energia. As plantas com espinhas devem ser colocadas no pátio, ou atrás da casa. Nenhuma das plantas e flores em frente da casa devem ter espinhas.

A porta principal de uma casa é de grande importância. As portas duplas são as mais propícias. O corredor exterior que conduz à porta de

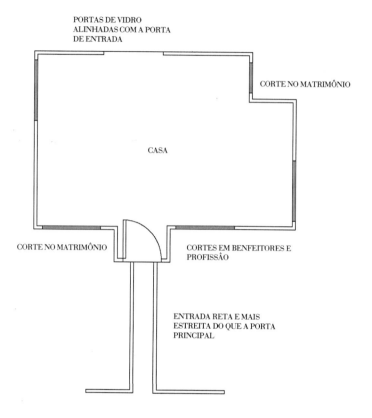

Mau Feng Shui

entrada deve ser da mesma largura ou maior que a porta de entrada. O Ch'i se debilita quando encontra caminhos retos e estreitos, por isso devemos prover caminhos curvos e alternativos que o reforcem. Se o corredor de entrada é reto, o adequado é colocar bandeiras, fontes de água, plantas, luzes ou objetos que gerem a ideia de expansão. Duas luzes localizadas em ambos os lados de um corredor estreito aumentam sua claridade e abrem o caminho para receber o Ch'i.

    Quando a porta de entrada principal está alinhada com portas corrediças de vidro que dão para o pátio, produz-se no interior da casa um efeito de vazio, que motiva a drenagem do Ch'i. E ainda mais quando há uma piscina ou árvores frondosas atrás. Nestes casos o Ch'i entra e sai rapidamente, gerando um vazio. A energia que escapa afeta as distintas atividades da família. As relações pessoais ou as relações com os filhos serão debilitadas pela atração que exercem sobre o Ch'i os elementos água e madeira da piscina e das áreas verdes. Nestes casos, recomendamos sem-

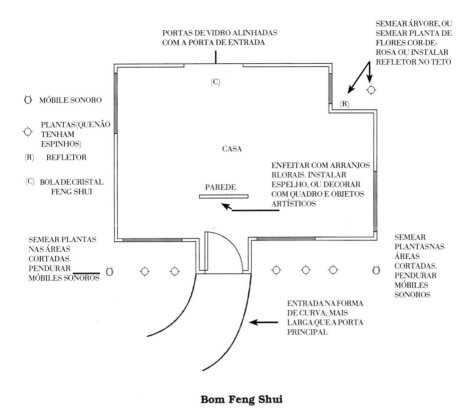

Bom Feng Shui

pre equilibrar a energia exterior com a interior, para criar a harmonia necessária. Podem ser colocadas plantas vivas dentro da casa, nos lados das portas corrediças de vidro. Pode-se pendurar bolas de cristal Feng Shui no centro dos painéis das portas corrediças, pendurar móbiles, quadros que contenham paisagens naturais, áreas verdes e bosques.

Temos visto muitos negócios e lares que carecem da força vital das plantas. Algumas pessoas pensam que as plantas produzem alergias e geram umidade, por isso preferem utilizar plantas artificiais. Na decoração Feng Shui podemos nos servir das plantas artificiais, levando em conta sua textura, suas cores e sempre que sejam de boa qualidade. No entanto, em muitos casos são necessárias as plantas vivas.

As plantas naturais não só trazem força vital para um ambiente, mas ao mesmo tempo o purificam, ajudando a diminuir os efeitos da contaminação e de numerosos produtos e substâncias tóxicas que, com frequência, estão presentes em nossas casas e escritórios. O ar pode ser purificado de dois modos diferentes, um deles é mediante o uso de purificadores de ar. Estes aparelhos costumam usar filtros de carvão ativado que retém as impurezas e as emanações tóxicas, tais como o forMaudeído (que geralmente provém dos tapetes). A eficácia destes aparelhos depende do seu tamanho e da sua qualidade. Em geral, costumam ser bastante satisfatórios quando lembramos de trocar os filtros com a devida frequência. O outro modo de purificar o ar é mediante o uso de plantas vivas. Durante o dia as plantas geram oxigênio e ao mesmo tempo limpam o ar do dióxido de carbono e de outras substâncias tóxicas. Nos Estados Unidos, a NASA foi um dos primeiros organismos governamentais que investigou esta qualidade nas plantas, utilizando-as para eliminar substâncias tóxicas do ar das naves espaciais. Seus estudos indicam que as plantas são mais eficazes que os filtros mecânicos para controlar substâncias tóxicas como a benzina, o tricloroetileno e o forMaudeído. As plantas melhoram a qualidade do ar que respiramos. Não é necessário, porém, viver no meio de uma floresta, uma simples planta de tamanho médio limpa aproximadamente uma superfície de 10 metros quadrados. As plantas dentro das casas e dos escritórios aumentam a umidade, compensando a excessiva ressecação que produzem os aparelhos de ar-condicionado. Entre as plantas que recomendamos para o Feng Shui estão: a Mauanga, as palmas, a mandioca, as plantas da família 'diffenbachia' e o 'pothos' dourado. Quem desejar conhecer mais sobre os estudos das plantas realizados pela NASA pode encaminhar sua correspondência selada para: PLANTS, 10210 Bald Hill Road, Mitchelville, MD 2072 - U.S.A

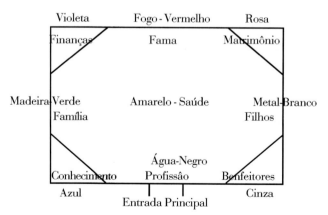

A linha da água representa a entrada da energia e da manifestação da vida

Outro estudo de Feng Shui realizado foi em um restaurante na praia. Os donos anteriores tinham conseguido manter o negócio com muita dificuldade. Como já disse, um dos princípios do Feng Shui é conhecer a história do lugar. Neste caso, a história era muito pobre. Nenhum dos negócios anteriores tinha tido sucesso. A decoração existente consistia numa série de quadros pendurados nas paredes, com peixes de distintas cores nadando nas profundezas do mar. Todos os peixes estavam alinhados, um atrás do outro. Parecia um trem marítimo, todos eles se dirigindo para fora do local. A mensagem dos quadros era muito clara: saiamos todos, em uníssono, vamos para fora daqui. Estes tipos de mensagens são sutis, porém muito efetivas. O restante dos ornamentos produzia efeitos similares. As estantes colocadas em frente ao restaurante eram pesadas e agressivas, repelindo e bloqueando a entrada da energia. Os banheiros tinham sido construídos na área das finanças e da fama. A área da fama e das associações estava ocupada por um congelador de alimentos. A porta de entrada era estreita e estava alinhada na direção de áreas fechadas. Em geral, o espaço refletia um total desequilíbrio. As recomendações que fizemos ao novo dono foram as seguintes:

1. Instalação de espelhos na parte exterior das portas dos banheiros, para eliminar seu efeito conflituoso nas áreas das finanças e da fama. Pintar os banheiros, o dos homens que estava na área das finanças, de cor violeta claro; o feminino, que estava na área da fama, de cor rosa claro. A área das finanças foi reforçada com a colocação de um equipamento de som, pois a energia eletromagnética ativa as finanças.
2. Colocar os quadros dos peixes, dirigindo-os para dentro do local.
3. Instalação de espelhos ao lado e em frente da porta de entrada para dar a impressão de amplitude e ampliar assim a energia que entra por ela.
4. Instalação de um tapete circular na entrada para receber os clientes.
5. Instalação de uma luminária com duas luzes e bola de cristal Feng Shui, na porta principal, para estimular a entrada do Ch'i.
6. Instalação de uma fonte com queda d'água para dentro do restaurante, na área dos benfeitores.

7. Colocar plantas penduradas no teto, para que sua cor e beleza purifiquem e harmonizem o ambiente.
8. Outras mudanças, entre elas as cores das paredes, a decoração nas diversas áreas do Ba-Gua, a música, a colocação das mesas e a localização dos letreiros.

Uma amiga da família nos procurou com um grande problema. Sugerimos a ela instalar um aquário na área dos benfeitores. Ela assim o fez e na semana seguinte começou a receber ofertas de vários clientes

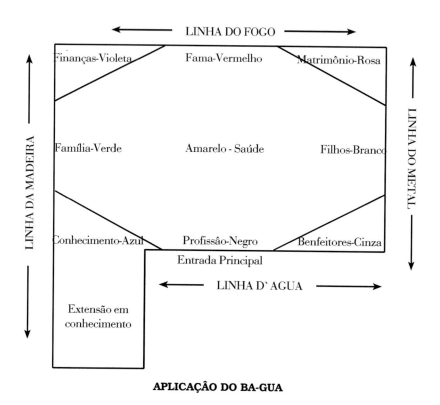

APLICAÇÃO DO BA-GUA

interessados em seus trabalhos artísticos, começou a vender e logo melhorou sua situação financeira.

Uma Loja de flores em Boca Ratón, Flórida, tinha um histórico de altas e baixas nos negócios. Ultimamente, sua situação tinha piorado bastante depois de que outro negócio do mesmo tipo tinha sido aberto nessa região. Depois de inspecionar seu local, fizemos ao dono várias recomendações. Um dos problemas existentes era a porta de trás. A parte de trás, - finanças, fama e associações – estava afetada por um corredor de serviço. Este corredor de serviço era usado pelos caminhões de entrega e pelos coletores de lixo. Nossas recomendações incluíram, entre outras, a instalação de um espelho embaixo da caixa registradora, a instalação das moedas dos dez empreendedores chineses e, também, jogar sementes aos pássaros nos corredores de serviço. Os pássaros, ao voarem movimentando suas asas, trazem felicidade e fazem fluir o Ch'i. Poucos dias depois de ter realizado as mudanças, incluindo as sementes aos pássaros, o negócio começou a se recuperar, aumentando suas vendas consideravelmente.

Um médico amigo nosso nos pediu ajuda para melhorar as relações entre os empregados do seu consultório. Existiam problemas entre eles por diferenças de caráter e personalidade, e ele queria fazer o possível para manter todos os seus empregados. Nós lhe sugerimos colocar vários sinos ou móbiles sonoros nos corredores e na sala de conferências. As mesas de trabalho estavam quase todas contra a parede. Sugerimos a instalação de espelhos para dar aos empregados maior visibilidade, especialmente sobre o que acontecia nas suas costas. O uso de plantas e quadros com paisagens naturais também contribuíram para criar um ambiente mais harmonioso. O sistema de música ambiente estava com defeito. Sugerimos que ele o consertasse e passasse a fazer uso de música clássica suave. Todas estas mudanças produziram resultados assombrosos. As relações entre os empregados melhoraram rapidamente ao serem implementadas estas e outras recomendações.

Quando os negócios caminham muito lentamente, queime incenso de sua preferência e passe-o pelo telefone, pela registradora, pela máquina leitora de cartões de crédito e também ao redor das pessoas responsáveis por esses serviços. Reforce com os Três Segredos.

A posição mais propícia para aparelhos, móveis e adornos de metal é na área dos filhos. Assim, ativa-se a criatividade e também as relações entre Pais e filhos. Reforçar com os Três Segredos.

É conveniente que a proporção entre janelas e portas de uma casa não passe de 3:1.

Melhore seus rendimentos e sua situação financeira, instalando um aquário na área das finanças da sua casa, escritório, ou negócio, seja na sala ou em qualquer um dos quartos. O aquário simboliza o fluir do dinheiro e a prosperidade.

Plante árvores frondosas na parte esquerda da casa (olhando na direção frontal da casa). As árvores não devem se alinhar com portas e janelas nem estarem excessivamente perto delas. A área esquerda da casa corresponde ao elemento madeira. As árvores atuam como barreiras protetoras e nutrem com energia vital a área que as rodeia.

O Ch'i se estanca e não flui quando existem quartos, estantes ou gavetas cheias de objetos poeirentos que não são usados, como caixas, pacotes, jornais e outros. Organize-se e trate de selecionar aqueles objetos que de fato você necessita. Disponha do resto vendendo-os, doando-os ou se desfazendo deles. À medida que você vai retirando esses objetos fora do seu espaço, irá limpando-o de apegos ao passado que freiam seu desenvolvimento e sua evolução. O vazio criado atrairá energia positiva, vitalidade e prosperidade.

O Ch'i encontra resistência no seu fluir na presença de escadas em espiral, escadas que enfrentam ou cortam portas da rua, pisos de diferentes níveis, paredes e tetos inclinados, paredes que cortam ou bloqueiam portas de entrada, corredores sem saída, esquinas escuras, descansos de escadas, espaços oprimidos (embaixo de uma escada). Soluções: Pendurar móbiles sonoros, bolas de cristal, colocar plantas nas esquinas e descansos nas escadas, instalar arranjos florais, pendurar flautas de bambu chinesas e outros. Reforçar com os Três Segredos.

Quando perceber que as coisas não estão saindo bem para você, dificuldades no trabalho e seus desejos não se concretizam, sendo suas intenções sinceras e sem motivações egoístas, medite sobre sua casa, considere as formas, os móveis, as cores e os objetos, pense como estão e onde se encontram. Pense como poderia melhorar sua localização e fazer com que a visão das diferentes superfícies seja mais harmoniosa. Depois da observação e a análise, aplique os princípios do Feng Shui: instale papel de parede de uma cor apropriada para o banheiro localizado na área das finanças, pinte cada quarto da cor que lhe corresponde, instale espelhos ou bolas de cristal nos espaços apropriados, pendure móbiles sonoros ou flautas chinesas para elevar e reforçar o Ch'i. O Feng Shui é uma forma de mudar os padrões de resistência e bloqueio que existem nos canais da prosperidade, com o propósito de atrair a felicidade, a abundância física e a harmonia. Tente mudar aquilo que especificamente seja mais necessário neste momento da sua vida e notará como logo surgem novas soluções. Proceda passo a passo.

Quando a situação do casal for delicada, silenciosamente compre uma planta pequena, com flores cor-de-rosa e coloque-a na área do dormitório correspondente ao matrimônio. Reforce com os Três Segredos. Para manter a harmonia repita este procedimento a cada semana.

O Ch'i do hábitat deve ser complementado com o Ch'i pessoal para que se manifeste a harmonia em todas as suas expressões mundanas e espirituais.

Os quartos escuros e estreitos contêm muita energia Yin e devem ser decorados com espelhos, luzes, pinturas de paisagens e cenários espaçosos, atributos todos do Yang, com o propósito de criar um espaço de harmonia.

Os quartos muito espaçosos e brilhantes, contém excesso de Yang e devem ser complementados com plantas, objetos de arte pesados, esculturas, móveis, tapetes e superfícies circulares e cores escuras, atributos do Yin para criar um espaço de harmonia.

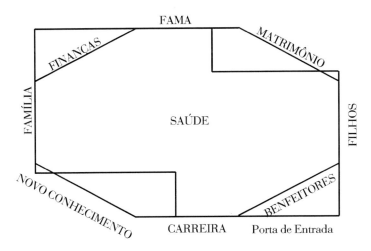

ATIVIDADES AFETADAS: 1) Matrimônio, 2) Novo Conhecimento

Toda decoração do Feng Shui deve ser reforçada com os Três Segredos.

O Feng Shui Urbano

O centro focal do Feng Shui se encontra em Hong Kong, a cidade mais sofisticada do extremo oriente. Em Hong Kong estão estabelecidas as grandes companhias multinacionais que concorrem em ambos os mercados, o ocidental e o oriental. Não existe outra cidade no extremo oriente que utilize mais o Feng Shui do que Hong Kong. A maioria das empresas e famílias com poder econômico consultam especialistas do Feng Shui antes de comprar terrenos e começar a construção de suas casas e edifícios. O anúncio de uma imobiliária mencionava apartamentos de luxo, muito confortáveis e uma excelente vista para o Mar do Sul da China. Mencionava também a qualidade do Feng Shui presente no desenho e nas formas do edifício. Os imperadores chineses consultavam sempre seus especialistas em Feng Shui, antes de selecionar o lugar e de desenhar os planos para a construção de palácios e monumentos.

Mesmo que o planejamento de uma cidade seja bom, as novas construções podem alterá-lo. Comunidades residenciais providas de áreas verdes, passeios, parques, lagos e um bom Ch'i, com frequência se vêm alteradas pela construção de edifícios de apartamentos, esquinas, rodovias e outras edificações que destroem a harmonia do conjunto.

Na cidade, os edifícios tomam o lugar dos morros e das montanhas, as ruas são os rios e a vegetação é a força vital. As formas dos edifícios, o

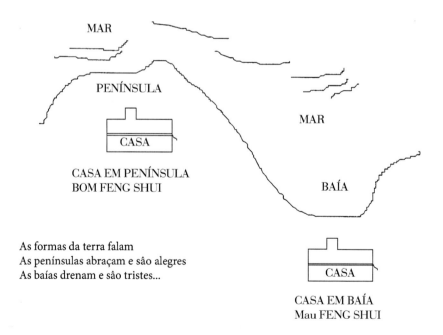

As formas da terra falam
As penínsulas abraçam e são alegres
As baías drenam e são tristes...

alinhamento das ruas e a presença de vegetação são fatores muitos importantes que incidem na harmonia de uma comunidade.

É frequente que as novas construções alterem o Ch'i de um lugar. Um novo edifício de apartamentos estava ofuscando e pressionando o apartamento de uma família, que veio nos procurar pedindo conselho. Uma das soluções da tradição consiste em pendurar espelhos hexagonais na parte exterior da casa, enfrentando a forma do edifício agressor. O espelho reflete e devolve qualquer tipo de influência negativa. Também pode ser usado o espelho do Ba–Gua. Existem três tipos de espelhos Ba-Gua, o plano, o côncavo e o convexo. O espelho convexo diminui e reduz os efeitos adversos ou negativos que vêm do exterior. Este espelho convexo não deve ser colocado na porta de entrada de negócios, pois seu efeito poderia reduzir o numero de clientes, embora este efeito negativo possa ser evitado no momento de se fazer a intenção, isto é, com os Três Segredos. Os espelhos côncavos atraem e retém a energia no caso em que esteja sendo drenada, devido às correntes adversas de rios, rua, etc.

Um dos mais famosos investidores no campo dos imóveis é o Sr. Donald Trump. O senhor Trump decidiu utilizar os serviços de especialistas em Feng Shui para mudar o desenho de vários de seus prédios. O resultado foi tal, que desde então continua realizando estudos de Feng Shui em todas suas propriedades imobiliárias. Nos Estados Unidos existem casos similares.

Outro promotor imobiliário construiu em 1990 uma torre de escritórios em Coconut Grove, na Flórida. Umas semanas depois de terminada a construção, o inquilino mais importante declarou-se em falência, deixando o prédio quase vazio. Um dos acionistas principais qualificava a situação de "caótica". Entre os sócios da empresa imobiliária havia um senhor Chinês. Foi ele quem sugeriu a ideia de trazer da China um Mestre de Feng Shui, para que revisasse o desenho do prédio. No começo de 1993, a metade do prédio estava sem alugar. Finalmente decidiram trazer o Mestre de Feng Shui que rapidamente disse a eles que o desenho do prédio impedia o fluxo da energia ou Ch'i. A entrada principal estava obstruída por uma fonte de água e uma escultura, que tinha muitas formas angulosas e agressivas. O desenho do lobby também gerava resistência e bloqueava a energia. O Mestre de Feng Shui revisou todo o prédio e recomendou mudanças no desenho da porta principal e no escritório do gerente. Pouco depois de serem feitas as referidas mudanças, a sorte do prédio começou a mudar. Novos contratos de aluguel começaram a ser assinados e vários dos inquilinos existentes expandiram seus negócios. Em poucos meses o prédio estava completamente alugado. Atualmente, esta torre de escritórios encontra-se 100% ocupada. A mesma empresa está construindo naquela região um prédio de apartamentos, agora seguindo os princípios do Feng Shui. Este edifício apresenta uma vista majestosa, de frente para o mar, sua linha e suas sacadas têm formas agradáveis, suaves, sem esquinas afiadas nem cortes.

O Feng Shui é uma ferramenta capaz de gerar harmonia física nos prédios, ambientes e nas pessoas. A natureza desta arte pode ser captada também nas antigas culturas grega, romana e árabe. Esta antiga ferramenta é, no entanto, algo novo para nossa arquitetura e nossa cultura modernas. É um sistema que ajuda a expandir nossa consciência para integrá-la com a natureza. Chega até nós num momento crítico, em que nossa sociedade está assolada por numerosos problemas. O debilitamento dos sistemas ecológicos já está afetando a própria manifestação da vida no nosso planeta. Este método antiquíssimo, com suas soluções lógicas e ilógicas, ensina-nos a criar ambientes de harmonia. Com ele temos a oportunidade de complementar nossa cultura moderna (Yang) com a simplicidade de soluções procedentes de um passado remoto (Yin), com o propósito de criar a unidade do Tao.

Soluções da tradição para o lar e para o escritório

Durante épocas de mudança e de muito trabalho e tensão, ajustes simples baseados na tradição do Feng Shui podem resultar de grande ajuda, contribuindo para atrair mais clareza de pensamento, paz mental e prosperidade. As nove formas sugeridas a seguir visam a melhorar o ambiente local:

1) **Para obter mais clareza,** colocar móbiles de bronze pendurados exatamente a 9 unidades (centímetros ou polegadas) do teto, em frente à porta principal do lado interior.

2) **Para obter ajuda mental,** colocar livros em lugares visíveis desde a porta de entrada.

3) **Para melhorar a saúde física e mental,** colocar tanto a cama na qual se dorme, quanto a mesa na qual se trabalha de modo que de ambas seja visível a porta de entrada do quarto e do escritório respectivamente.

4) **Para reduzir a tensão**, colocar dois espelhos, um frente ao outro, de tal forma que, ao entrar na casa ou no escritório, tenha que passar entre eles.

5) **Para manter o amor** e cultivar a harmonia e a compreensão no casal, pendurar no quarto um espelho circular.

6) **Para a melhora da economia e das finanças**, instalar um espelho na cozinha, atrás dos fogões, de forma que estes sejam refletidos no espelho. Os fogões ou bocas do fogão da cozinha simbolizam a prosperidade e a boa sorte.

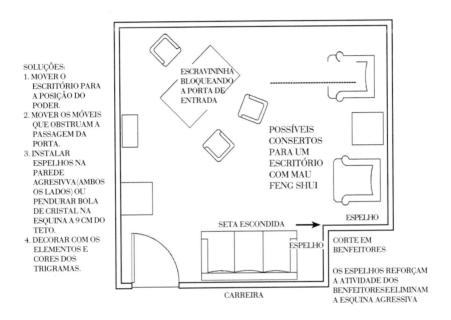

7) **Para cultivar um ambiente de bem estar geral**, colocar flores no quarto, no local de trabalho e na cozinha.

8) **Para reforçar sua evolução pessoal**, mover 27 objetos que não tenham sido mudados de posição durante um ano.

9) **Em tempos difíceis**, fazer exercícios de respiração à luz da lua.

Princípios da tradição para os negócios

Todo negócio em crescimento requer uma atenção constante nas vendas, na administração e nas finanças e um esforço criativo de todos os envolvidos. Usando a arte chinesa do Feng Shui, donos e empregados podem fazer mudanças simples e econômicas que gerarão uma maior cooperação e mais sucesso nos negócios. Em seguida, mencionaremos algumas formas simples com as quais se pode criar um ambiente de prosperidade e crescimento.

Para expandir a visão e a imaginação, colocar um espelho pequeno circular embaixo da almofada de dormir.

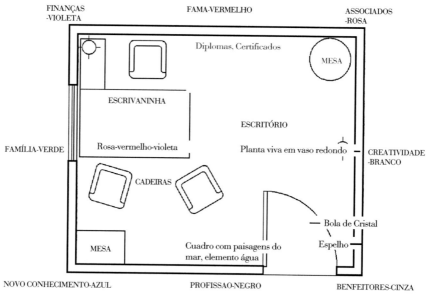

Para estimular o espírito criativo, colocar um pequeno sino de bronze no centro e no lado direito da sua mesa de trabalho.

Para reforçar sua visão e claridade mental, tente usar uma mesa de trabalho ampla, que tenha suficiente espaço para a expansão das suas ideias.

Para ajudar a tomar as decisões certas, localize sua mesa de trabalho numa posição de *poder*, na esquina esquerda da parede mais distante da entrada principal do escritório.

Para aumentar a eficiência e o magnetismo pessoal, coloque sua mesa de modo que a partir dela se possa ver a porta de entrada do seu escritório, não confrontando diretamente, e com as costas dando para uma parede sólida, em lugar de uma janela.

Para conseguir clareza mental e concentração, instale um móbile na parte direita e acima da sua mesa de trabalho.

Para dar mais força aos seus pontos de vista, pendure um pequeno sino de um cordel vermelho, na maçaneta interna da porta do escritório.

Para estimular a criatividade, instale dois espelhos em cada uma das paredes em ambos os lados da sua mesa de trabalho.

Para pensar e negociar eficientemente com pessoas difíceis, sente-se numa cadeira que tenha o espaldar alto, com uma parede sólida atrás de você e com visibilidade para a porta de entrada.

Para reforçar a imagem, a fama e a reputação da companhia, coloque flores vermelhas no centro da parede oposta à entrada principal do escritório.

Para expandir o propósito e o objetivo da companhia, instale um móbile no centro da sala de conferências.

Para estimular o espírito de cooperação entre os empregados, ilumine bem os corredores, especialmente se existem muitas portas.

Para ativar o apoio do público, visualize os rostos de cinco pessoas que possam ajudar você no seu negócio, pelo menos três vezes por dia, durante 3 ou 9 dias.

Para que os resultados das vendas sejam bons, retire todos os objetos que possam estar obstruindo as portas, tanto do escritório quanto do lar.

Para incrementar o mercado, jogue sementes aos pássaros desde a entrada principal, sobre a calçada, quando esteja só.

Para garantir boa fortuna, escolha um espaço ou local em que os ocupantes anteriores tenham tido sucesso.

Para melhorar a eficiência e a produtividade de um negócio, as portas do banheiro não devem ser visíveis desde a entrada principal.

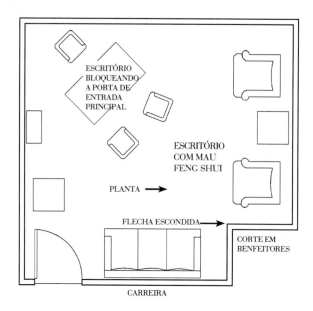

Para reduzir as tensões e melhorar as relações humanas no escritório, negócio ou no lar, instale um espelho em cada lado da porta principal, de forma que se tenha que passar por entre eles na hora de entrar.

Para melhorar o aspecto econômico, recolha água de nove negócios prósperos e coloque o recipiente com essa água na esquina esquerda da parede mais distante, em frente à porta de entrada principal.

Se você trabalha em frente a formas angulosas que apontam para você (esquinas de paredes ou colunas), mova sua mesa ou suavize as esquinas com plantas, móbiles, ou uma bolinha de cristal Feng Shui. A bolinha pode ser de 20 mm de diâmetro e deve ser pendurada a nove unidades do teto (polegadas ou centímetro), alinhada com linha da esquina.

Para aumentar os ganhos do negócio, instale um espelho que reflita água, símbolo da riqueza.

Para incrementar as vendas, faça com que os vendedores trabalhem o mais perto possível da porta principal.

Para cultivar a prosperidade e a harmonia nos negócios, coloque flores frescas no escritório do diretor, na recepção e na área de descanso dos empregados.

Para que os empregados trabalhem melhor, evite colocar as mesas alinhadas com as portas.

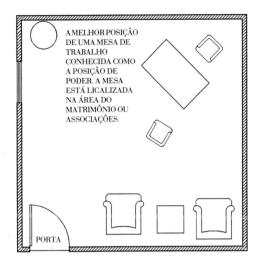

ESCRITÓRIO

Para multiplicar sua fama e sucesso, instale um móbile sobre a cabeceira da sua cama.

Para acelerar o crescimento do seu negócio, cumprimente uma pessoa diferente cada dia durante 27 dias consecutivos, com alegria, sem fazer nenhum comentário de queixa ou crítica.

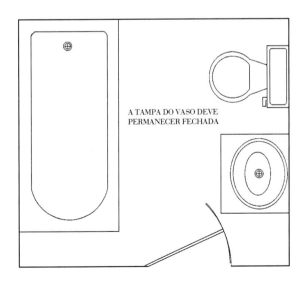

A porta principal de um negócio é aquela que foi primeiramente construída. Quando, por algum motivo, esta porta é cancelada para usar uma entrada alternativa, a energia do negócio sempre sofre uma diminuição, que gera uma perda de oportunidades.

A tampa do banheiro deve ser fechada antes da descarga de água ser acionada, e deverá permanecer sempre fechada enquanto não estiver sendo usada, para evitar que a sorte e a prosperidade sejam drenadas da casa.

Num negócio, a caixa registradora deverá ser localizada na área das finanças. Se isto não for possível, é conveniente colocá-la o mais perto possível da porta de entrada. Na ausência da caixa registradora, a área das finanças deverá ser reforçada com uma luz, uma luminária ou um televisor.

Se a caixa registradora for colocada na área do conhecimento, o sucesso dependerá do trabalho e da dedicação do proprietário. A área dos benfeitores é muito mais propícia para atrair o sucesso, pois esta posição facilita as ajudas imprevistas e a popularidade.

Para incrementar a força vital, pendure uma flauta de bambu chinesa sobre o marco interior da porta de entrada do seu escritório.

Duas luzes instaladas na área dos benfeitores atraem clientes e popularidade.

A superfície do teto, as paredes e os solos devem ser lisos. O Ch'i não flui adequadamente quando o solo tem diferentes níveis.

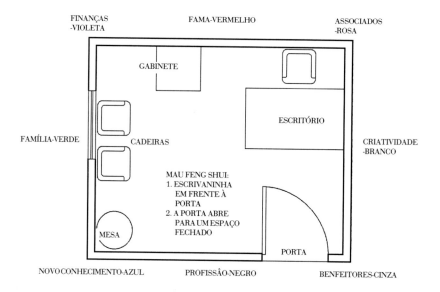

Antes de mudar-se, investigue a história do lugar. Se os negócios anteriores tiveram sucesso, isto indicará que o Ch'i é positivo para esse tipo de negócio.

Ao procurar um novo lugar, deve-se levar em conta o tráfego de pedestres e de veículos e é necessário observar se as entradas do edifício ou do centro comercial são de fácil acesso. O exemplo que aparece na página seguinte mostra uma esquina com vários estabelecimentos. Os negócios 1 e 2 estão bem localizados, porém o 3 é o mais propício, porque a porta

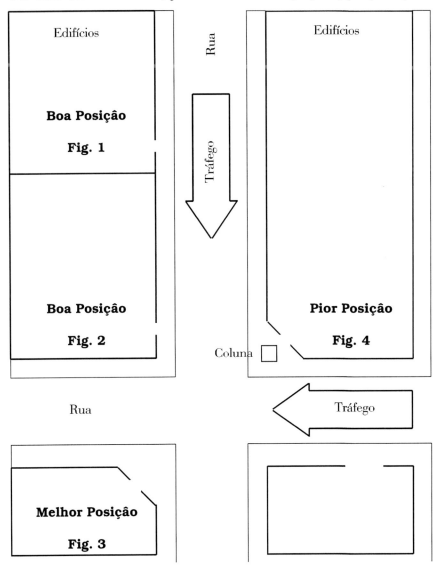

principal é ampla e com boa visibilidade. O estabelecimento de número 4 tem sua entrada bloqueada por uma coluna que divide a porta em duas e cria uma imagem de confusão que interfere negativamente com a captação de clientes.

A melhor posição para a escrivaninha do administrador geral ou do dono de um negócio é longe da porta principal e na área das finanças. A escrivaninha deverá ser colocada na posição do poder, com visibilidade para a porta sem estar em frente a ela.

O Ba-Gua de um negócio

O esquema do Ba-Gua é desenhado ou visualizado ao redor do perímetro do espaço que o negócio ocupa, alinhando sempre as atividades

⟵ ——— Parede atrás do local ——— ⟶

FINANÇAS	FAMA	SÓCIOS
FAMÍLIA	SAÚDE	CRIATIVIDADE
CONHECIMENTO	PROFISSÃO	CLIENTES

⟵ ALINHAR COM A PORTA DE ENTRADA ⟶

Ba-Gua de um negócio

"Conhecimento –Profissão –Clientes", com a entrada principal, deste modo saberemos qual é a localização que deve ter cada uma das atividades mundanas do negócio, dos donos e dos empregados. Cada escritório tem seu Ba-Gua particular, que é visualizado do mesmo modo que o geral do negócio. A entrada representa sempre a linha da água. Se, por exemplo, o escritório localizado na área dos clientes (benfeitores) apresenta algum conflito por deficiências nas formas, diferenças nas personalidades ou outros motivos, esta situação afetará o fluxo de energia e debilitará o comportamento dos clientes, das vendas e dos rendimentos.

Em cada escritório seu Ba-Gua particular se alinhará com a porta de entrada. Se esta se encontra localizada num ângulo de 90 graus com respeito à porta principal, o Ba-Gua do escritório desenhar-se-á com um ângulo de 90 graus com respeito ao Ba-Gua do negócio.
Dentro de um escritório, cada escrivaninha tem seu Ba-Gua particular, colocando a linha d'água (conhecimento, Profissão e Benfeitores) no lugar onde se senta a pessoa que nele trabalha.
Todos os Ba-Guas devem complementar-se para criar um espaço de equilíbrio e harmonia, cada um dentro do seu próprio espaço. Não existe nenhum Ba-Gua mais importante que outro. Pequenas áreas em desequilíbrio, num canto de um quarto ou num armário, podem estar afetando aspectos da vida dos ocupantes do lugar.

As cores do Feng Shui

No Feng Shui usam-se as cores que correspondem a cada atividade mundana para reforçar a área que a representa. Por exemplo, a área do conhecimento pode ser ajustada utilizando objetos, luzes, superfícies ou quadros de cor azul, isso estará contribuindo para melhorar as atividades culturais e de auto-ajuda. Se esta decoração for reforçada com os "Três Segredos", o resultado será ainda melhor.
No Feng Shui, segundo os ensinamentos do Mestre Lin Yun, as cores que se associam com cada atividade mundana são as seguintes:

ATIVIDADE MUNDANA	COR
Fama e Reputação	Vermelho
Matrimônio e associações	Rosa
Filhos e criatividade	Branco
Benfeitores	Cinza
Carreira e profissão	Negro
Novo conhecimento	Azul
Relações familiares	Verde
Finanças	Violeta

Que roupa eu devo usar hoje? A cor é selecionada pela energia do Ch'i e de acordo com o lugar e a ocasião. A cor selecionada afetará o ânimo da pessoa durante todo o dia. Em geral, ao eleger uma cor o fazemos segundo nosso estado de consciência nos três níveis: objetivo, subjetivo e transcendental.

Visualização do Ba-Gua

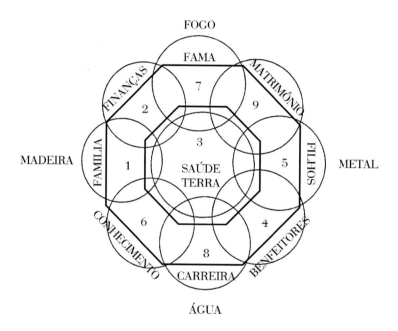

Linhas e círculos do Ba-Gua

O Ba-Gua é também o marco de referência que associa a teoria dos ciclos e cores dos elementos com todas suas correspondências. Ao visualizá-lo sobre um terreno, casa ou lugar de trabalho, descobrimos as áreas que correspondem a cada trigrama. Cada trigrama simboliza uma cor, uma atividade e uma manifestação da força criadora universal ou Ch'i. Se combinarmos cada área com a cor, a forma ou a energia correspondentes, estaremos reforçando e facilitando o fluxo da energia criadora que é a força vital ou Ch'i.

A distribuição dos trigramas do Ba-Gua tem uma certa semelhança com as "casas" utilizadas nos estudos astrológicos. Na astrologia tradicional, usam-se doze casas que projetam um mapa das atividades do ser humano. Estas doze casas distribuem-se ao redor do círculo zodiacal. Quatro delas são as que determinam o alinhamento do círculo zodiacal com relação aos quatro pontos cardeais. O Ascendente é colocado na parte esquerda da carta natal astrológica, indicando o ponto através do qual o sol se eleva a cada manhã. O ascendente representa a direção Leste e corresponde à Primavera. O Meio-céu é o ponto culminante que o sol alcança no

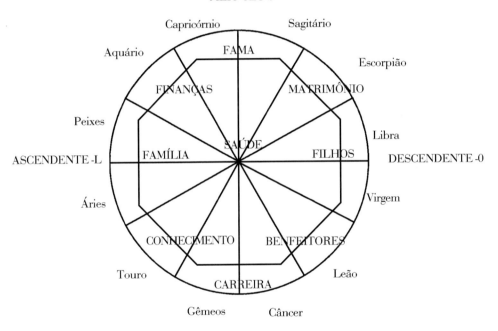

Correspondência entre o Ba-gua e a Astrologia

firmamento, na direção Sul, irradiando seu intenso calor e luz. Corresponde ao Verão e é representado na parte superior da carta-natal pela casa 10. O Descendente indica o pôr-do-sol no Oeste, corresponde ao Outono e é representado pela casa 7. O Nadir indica o Norte, a noite e o Inverno e está associado com a casa 4, que ocupa o ponto inferior da carta-natal.

Assim, a astrologia tradicional projeta as casas num marco de referência que toma como base o ano solar e a elíptica. As quatro casas direcionais, ou cardeais estão relacionadas como Ba-Gua da seguinte forma:

Cada casa-natal abrange um ângulo aproximado de 30 graus.
Cada trigrama abrange um ângulo de 45 graus.
O Ba-Gua simboliza também o controle dos elementos. Seus quatro lados direcionais ou cardeais representam as quatro direções: Leste, Sul, Oeste e Norte, da seguinte forma:

CASAS ASTROLÓGICAS	TRIGRAMAS DO FENG SHUI
Casa 1 – Leste –Primavera Ascendente –Esquerda	Chen – Leste – Primavera Madeira –Esquerda
Casa 10 – Sul – Verão Meio-Céu – Acima	Li – Sul – Verão Fogo – Acima
Casa 7 – Oeste – Outono Descendente – Direita	Dwei – Oeste- Outono Metal - Direita
Casa – Norte – Inverno Nadir – Abaixo	Khan – Norte – Inverno Água – Abaixo

1. Madeira, Leste, Família, à esquerda. Este lado é identificado como a "linha da madeira".
2. Fogo, Sul, Fama, na parte superior. Este lado é identificado como a "linha do fogo".
3. Metal, Oeste, Filhos, à direita. Este é o lado que é identificado como a "linha do metal".
4. Água, Norte, Profissão, no lado inferior. Este lado é identificado como a "linha da Água".

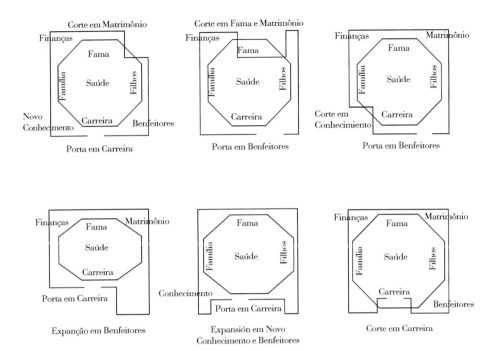

Colocando as linhas da Harmonia

Movimentos do Ba-Gua

Na Escola das Formas, a visualização ou colocação do Ba-Gua não leva em conta o alinhamento do lugar com respeito aos pontos cardeais Leste, Sul, Oeste e Norte. Ao invés disso o Ba-Gua é colocado sempre em linha com a "Boca do Ch'i."

A Boca do Ch'i é o lugar por onde entra a energia ou força vital num edifício ou hábitat. Este lugar é a porta principal de entrada. Mesmo que na prática se utilizem mais outras portas, a porta principal é sempre o marco de referência.

O Ba-Gua sempre se alinha com a linha da água que é o prolongamento da boca do Ch'i. A figura octogonal é calculada dividindo em três partes iguais cada parede do perímetro do hábitat. Se a forma do hábitat é retangular, o Ba-Gua se ajustará à simetria do contorno, sempre mantendo a estrutura octogonal.

É muito importante lembrar que o Ch'i só pode entrar num hábitat pelos lados do Ba-Gua que correspondem à linha de água, isto é: o Conhecimento, Profissão e Benfeitores.

As paredes, tetos e pisos de uma casa são como a segunda pele do ser humano, que o protege das inclemências do tempo e lhe oferece segurança e privacidade.

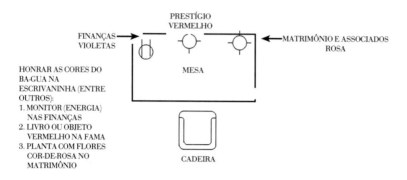

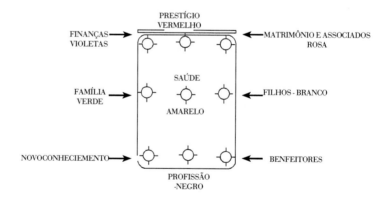

O Ba-Gua numa Cama

As estruturas, tetos, vigas e paredes determinam o perímetro ou contorno sobre o qual se coloca o Ba-Gua.

O Ba-Gua deve ser visualizado sobre as diferentes partes de uma propriedade:

1. O Ba-Gua do terreno, onde se encontra construída a casa.
2. O Ba-Gua do térreo.
3. O Ba-Gua dos diferentes pisos, nos edifícios de apartamentos e escritórios.
4. O Ba-Gua de cada quarto.
5. O Ba-Gua da cama e da mesa de trabalho.
6. Outros (Ba-Gua de móveis, armários, estantes, jardim, corpos, rosto, mãos, etc).

O Ba-Gua é visualizado sempre da mesma forma, a fama na parte superior e a profissão na parte inferior, alinhada com a entrada principal ou boca do Ch'i.

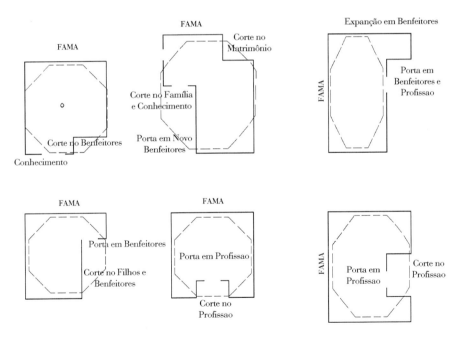

Movendo o Ba-Gua

O método para visualizar o Ba-Gua de uma casa, propriedade ou edifício é o seguinte:
1. Achar a posição da Boca do Ch'i, isto é, a porta principal de entrada do edifício, mesmo que na prática se utilize muito pouco e em seu lugar se utilize a porta de serviço, da garagem ou outra.
2. Prolongar a linha da entrada principal.
3. Desenhar ou visualizar o Ba-Gua sobre o plano da casa, alinhando o lado onde se encontra a linha da água (conhecimento à esquerda,

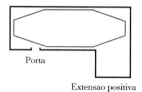
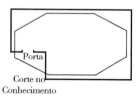

Porta
Extensao positiva

Porta
Corte no Conhecimento

NAS CASAS EM FORMA DE «l», QUANDO A PAREDE ONDE ESTÁ LOCALIZADA A PORTA DE ENTRADA É MENOR QUE A METADE DO COMPRIMENTO TOTAL DESSE LADO DA CASA, A LIHA DE ÁGUA DO BA-GUA COINCIDE COM A PAREDE MAIOR DESTE LADO, GERANDO ENTAO UM CORTE.

Casas tipo "L"

profissão no centro e benfeitores à direita) com a porta principal, entrada da força criadora ou Boca do Ch'i.

É importante observar que a porta principal de entrada, ou Boca do Ch'i, qualquer que seja a forma de um hábitat, poderá estar localizada somente – segundo dissemos - nas atividades alinhadas com o conhecimento, a profissão e os benfeitores.

Influências das formas no Ba-Gua

Ao colocar o Ba-Gua num Hábitat podem ocorrer os seguintes fenômenos:

1. Áreas cortadas
2. Áreas estendidas ou expandidas.
3. Áreas fora do Ba-Gua

1. Áreas Cortadas

O corte é produzido quando existem formas tipo "L", ou outras formas irregulares ou do tipo zigue–zague. A área sobressalente originará uma adição ou um corte segundo seu comprimento. Se seu comprimento representar a metade, ou mais da metade do comprimento total do lado da casa onde se encontra a área saliente, o octógono é expandido para a parede exterior desta área, gerando assim um vazio ou corte. Se o comprimento da parede saliente for menor que a metade do comprimento total desse

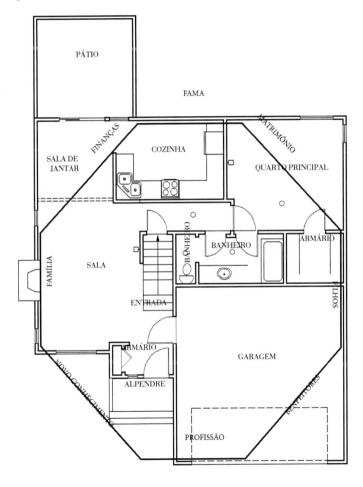

Aplicação do Ba-Gua sobre a planta de uma casa. Neste caso, a linha d'água foi mudada para a parede maior do lado da casa onde está a porta de entrada.

lado da casa, o octógono se alinha com a parede maior desse lado, gerando deste modo uma extensão.

Para solucionar cortes no Ba-Gua, sugerimos utilizar, dentre outras, as seguintes soluções:

1. Objetos Brilhantes
   a) Luzes – Quando se tem o controle da área cortada no exterior, pode-se instalar um refletor na esquina, voltado para o teto.
   b) Espelhos – Instalar espelhos em cada lado das paredes.
   c) Bola de cristal. Pendurar uma bola de cristal na borda da esquina interior.
2. Objetos de Peso. Estátuas na esquina externa.
3. Energia Vital. Plantas ou árvores que vibrem com a cor da área cortada.
4. Outros.

2. Áreas Estendidas ou Expandidas.

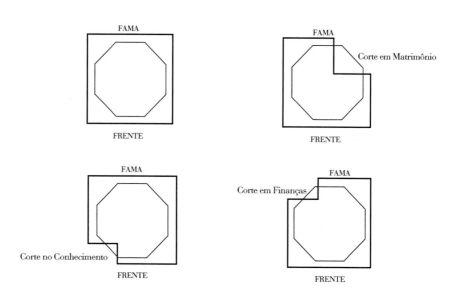

Cortes no Ba-Gua

Áreas estendidas (ou expandidas) são de natureza positiva e tendem a aumentar ou fortalecer a atividade relacionada com a área onde se encontram.

3. *Áreas fora do Ba-Gua*

Quando uma área externa ao Ba-Gua se encontra separada arquitetonicamente da estrutura da casa – ou quando a parede que separa esta área do resto da casa fica fora do octógono, - em lugar de ser uma extensão dele, diz-se que esta área está fora do Ba-Gua. Solução: Instalação de um espelho na parede adjacente ou instalação de um espelho numa parede paralela à área que se deseja integrar.

Lembremos que o Ba-Gua sempre se alinha com a fama no lado superior, a profissão no centro da parede inferior, a família à esquerda e os filhos à direita.

Áreas e Objetos dentro do Ba-Gua

Um átrio ou pátio central, localizado no Tai Ch'i do Ba-Gua, ou centro do hábitat, é benéfico.

O banheiro é conflituoso nas áreas de fogo (finanças, fama e matrimônio) e no centro do hábitat.

Soluções:

1) Instalar um espelho na face exterior da porta de entrada do banheiro.

2) Colocar plantas vivas dentro do banheiro.

3) Instalar cortinas, caso existam janelas, que honrem a cor da área do Ba-Gua onde está o banheiro.

4) Outros.

As cozinhas causam conflitos nas áreas da água (conhecimento, profissão, benfeitores) e no centro.

Soluções:

1) Instalar espelhos atrás das bocas do fogão. Colocar plantas para equilibrar os elementos e espelhos nas paredes exteriores da

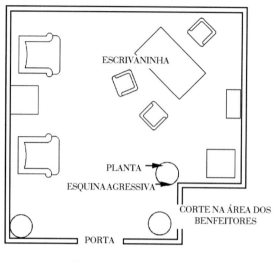

ESCRITORIO

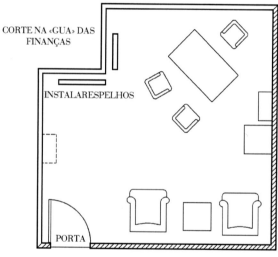

ESCRITORIO

cozinha – se for possível - para eliminar seu efeito negativo sobre as áreas mencionadas.

2) Uma lareira é boa por sua luz e calor central. Colocar plantas de cada lado, se existir móveis perto dela.

Uma fonte de água é boa. Seu lugar de força é na área da água (conhecimento, profissão, benfeitores). Reforça o Ch'i quando se coloca no centro da casa.

As camas ou escrivaninhas nunca devem ser alinhadas com as portas. Solução:

1) Mover a cama para a posição de poder (dentro e na área diagonal oposta à porta, fora da área de entrada do Ch'i), com vista para a porta.
2) Se a cama não puder ser movida, colocar um biombo chinês aos pés da cama e pendurar um espelho de tal forma que permita a visibilidade da porta para quem estiver deitado nela.
3) Pendurar um móbile ou bola de cristal de Feng Shui entre os pés da cama e a porta de entrada ao quarto.
4) Outros.

Qualquer situação que produza drenagem de energia gera perda de oportunidades quanto à sorte, finanças e saúde. Nestes casos, os filhos deixarão a casa mais rápido do que o norMau. A drenagem pode ser produzida por vasos, lareiras, exaustores, portas, janelas e outras aberturas existentes na casa. As drenagens do Ch'i podem ser produzidas, entre outras, pelas seguintes circunstâncias:

– Alinhamento da porta de entrada com a porta do pátio.
– Localização dos banheiros no centro da casa.
– Banheiros adjacentes à porta principal de entrada.
– Banheiros localizados acima da entrada.
– Banheiros na linha de fogo (finanças, fama e matrimônio).
– Ruas adjacentes que formam uma curva para fora da casa.
– Rios adjacentes que formam uma curva para fora da casa.
– Casas localizadas em baías.
– Janelas, telas, portas, tetos e estruturas rompidas.
– As plantas secas e árvores cortadas frente da casa drenam a energia dos benfeitores, a profissão e o aprendizado. As plantas secas, dentro da casa, drenam a felicidade, a estabilidade e a saúde física e mental.
– Fugas de água ou gás, goteiras nos tetos.

Também é muito frequente o caso de paredes que bloqueiam e paredes mordentes. Os bloqueios produzem estancamento da energia, que podem contribuir para gerar confusão, falta de concentração, perda de trabalho ou oportunidades, dificuldades para progredir no trabalho ou profissão, etc. Entre os bloqueios mais comuns estão os seguintes:

Arvores, colunas, ou paredes que bloqueiam o exterior da porta da entrada princípal de entrada.

– Porta Principal travada ou obstruída por falta de uso.
– Colunas, paredes ou móveis que bloqueiam a vista da porta de entrada principal.
– Portas de entrada escondidas atrás de paredes, de estruturas ou localizadas em áreas fechadas.
– Portas abaixo do nível da rua.
– Portas e janelas barulhentas, que não abrem corretamente.
– Portas de entrada obstruídas, que não abrem livremente.
– Portas que abrem para áreas fechadas.
– Árvores em frente a janelas e portas do pátio.

Outra situação que se apresenta com regularidade nas casas são as formas agressivas, com esquinas, colunas, paredes, estruturas irregulares e vigas expostas. Entre os desenhos estruturais mais frequentes de caráter agressivo estão:

– As paredes e tetos inclinados. (Ajustar com flautas de bambu chinesas, adornos horizontais, cortinas e outros).
– As escadas em espiral no centro da casa.
– As escadas alinhadas ou muito perto das portas de entrada.
– As esquinas de colunas e paredes que apontam para a porta de entrada.
– As vigas que cortam a cozinha ou os quartos.
– As portas do pátio e as janelas alinhadas com a porta de entrada.

Uma piscina de forma curva, abraçando a casa, reflete proteção. No entanto se a piscina aponta angularmente para a casa produzirá um efeito agressivo que deve ser ajustado localizando vasos redondos ou plantas entre a piscina e a casa.

É também frequente que existam conflitos na distribuição dos elementos dentro do desenho da casa. Entre os mais frequentes estão:

– O fogo (cozinha, pirâmide, vermelho, quadro, lareira) no centro (Terra) da casa.
– O fogo (cozinha, pirâmide, vermelho, quadro, lareira) em frente (Água) da casa.
– O fogo (cozinha, pirâmide, vermelho, quadro, lareira) à direita (Metal) da casa.
– A água (piscina, banheiro, móveis negros) na parte posterior (Fogo) da casa.
– A água (piscina, banheiro, móveis negros) no centro (Terra) da casa.

Métodos da decoração Feng Shui

O Feng Shui é praticado por cada pessoa de acordo com seus conhecimentos e sua experiência. Cada um desenvolve seus próprios sistemas e métodos de trabalho. Neste livro indicamos uma sequência que pode ser utilizada tanto no uso pessoal como no uso profissional do Feng Shui.

Categoria Física (Sying)

O que segue são algumas observações visíveis que devemos considerar ao realizar um estudo de Feng Shui.

1. O Ch'i da Terra
- A forma da terra, rios, oceanos, montes, montanhas.
- A presença de animais, a variedade de pássaros.
- O tipo de vegetação, a vitalidade da terra, a presença de árvores frondosas.
- Caminhos de terra, zonas geológicas, poços, depósitos minerais e correntes subterrâneas.

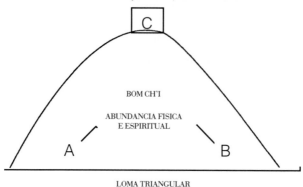

Construções em um morro. Comprar lotes na ladeira preferencialmente nas áreas "A" e "B".

2. A localização do Habitat
- Uma casa localizada no pico de uma montanha está exposta a mudanças súbitas. É uma posição de risco.
- A casa muito próxima da frente do terreno está em uma posição débil.
- Quando a casa está localizada no centro do terreno, sua posição é propícia.
- Se a casa está situada próximo de um cemitério ou aeroporto sua posição é de risco.

3. As Influências Tecnológicas
- Ruas, pontes, auto-estradas, estradas de ferro.
- Linhas de transmissão elétrica, transformadores.
- Aeroportos, cemitérios, zonas industriais.

4. A forma do Terreno
- As formas retangulares, quadradas e redondas são positivas.
- As formas irregulares devem ser estudadas.
- Um terreno com forma de aniMau é considerado positivo.
- Um terreno excessivamente aberto pode ser muito vulnerável.

5. A Forma da Casa
- As formas dos objetos ou animais, geralmente têm um efeito positivo
- As formas quadradas e retangulares são consideradas positivas.
- As formas tipo L e de bota produzem efeitos débeis nas áreas correspondentes, de acordo com as linhas de harmonia do Ba-Gua.
- Nas áreas cortadas as adições ou expansões podem ser positivas se a parede contígua se encontra dentro da estrutura da casa, porém serão débeis se a parede contígua se encontra fora da dita estrutura.

6. A **Entrada Principal**
- É a boca por onde flui o Ch'i.
- Observar a linha da Água e as três alternativas de entrada.
- Os passos de entrada para a porta principal.
- Os objetos que podem obstruir a boca do Ch'i como árvores ou colunas.
- A luz e o som da Boca do Ch'i.

7. A **Distribuição das Habitações**
- A primeira vista desde a porta principal de entrada para dentro e para fora da casa ou lugar de trabalho.
- A linha do centro. Regiões do Yang e do Yin. As áreas de recepção, aprendizagem e entretenimento devem estar em frente a linha do centro.
- A localização dos banheiros na planta baixa e o primeiro piso, se existir.
- A localização da cozinha.
- A localização das lareiras.
- Os corredores.
- As luzes e as cores.

8. Os Desenhos Estruturais.
- As paredes e esquinas agressivas.
- As paredes fechando os corredores.
- As paredes inclinadas.
- As vigas expostas.
- As colunas quadradas com esquinas agressivas.
- Os tetos inclinados.

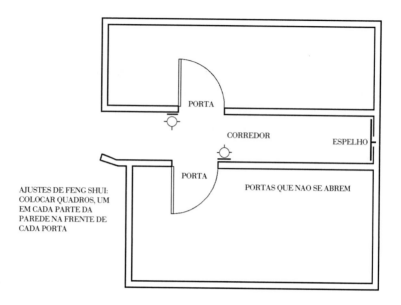

9. As Escadas
- As escadas alinhadas com a porta principal de entrada.
- As escadas tipo espiral.
- As escadas dependuradas
- As escadas estreitas.
- Os descansos das escadas.

10. As Portas e Janelas
- As portas que não se comunicam.
- As portas em conflito.
- As portas vedadas
- As portas que se abrem com dificuldade.
- As janelas

11. As Superfícies
- O recobrimento das superfícies, os materiais e os produtos empregados, naturais e sintéticos.
- As Lages, o papel de parede e as pinturas.

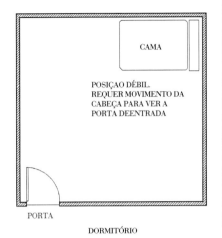
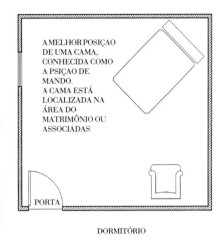

DORMITÓRIO   DORMITÓRIO

12. As Instalações em Geral
- Os encanamentos, os banheiros, as pias de água.
- Os circuitos elétricos, as luzes.
- As maçanetas das portas, as dobradiças ruidosas ou rompidas.
- As janelas e toldos rasgados.
- A manutenção de plantas e jardins.
- Os filtros de água, a manutenção do teto.
- A ordem e manutenção geral.

13. Os Móveis e Objetos Decorativos
- A posição da cama.
- A posição dos escritórios de trabalho
- A localização de quadros, obras de arte e livros.
- A localização de aparatos eletrônicos.

14. Outros
- Materiais de Construção
- Bau-Biology
- Outros

    Embora cada estudante desenvolva seu próprio sistema, é necessário sempre seguir um certo método de trabalho. Depois de analisar o lugar e encontrar as áreas que necessitem de atenção, proceder-se-á com as sugestões decorativas, os princípios da tradição para o lar e os negócios, o uso das nove adições menores da tradição e quando for necessário, dos métodos transcendentais.

O método a seguir, de acordo com a perspectiva do Budismo Tântrico Tibetano, deve levar em conta os fatores visíveis ou tangíveis e os fatores invisíveis ou intangíveis. Depois de haver observado e analisado o lugar o praticante determinará os ajustes necessários para harmonizar seu ambiente. Estes ajustes serão escolhidos entre as nove adições menores e outros princípios da tradição. Quando as mudanças e recomendações são reforçadas com as soluções transcendentais, a decoração Feng Shui produz um resultado de 120%. O método pode ser resumido da seguinte maneira:

Fatores Visíveis (tangíveis)

1. O Ch'i do lugar
2. A forma do terreno
3. A forma da casa ou construção
4. A distribuição da casa.

Os fatores visíveis se dividem em fatores externos (Yang) e fatores internos (Yin).

Os fatores externos incluem entre outros:
1. Pontes
2. Postes elétricos
3. Edifícios
4. Ruídos
5. Transformadores
6. Instalações subterrâneas
7. Fatores do subsolo.

Os fatores internos incluem entre outros:
1. Posição da cama
2. Posição da cozinha
3. Vigas expostas
4. Escadas
5. Colunas
6. Escritórios
7. Cores

Fatores invisíveis (intangíveis)

1. História da vizinhança e do lugar.
2. Qualidade ambiental do lugar.
3. Energia geomagnética do lugar.
4. Qualidade ambiental da área.
5. Outros.

Depois da observação e análise do lugar, o praticante determinará as soluções necessárias para equilibrar e criar um ambiente harmonioso. As soluções podem ser do tipo externo (Sying) ou do tipo interno ou transcendental (Yi).

Análise dos Fatores Externos

O objetivo principal do Feng Shui é ativar a energia Ch'i, evitando sua estagnação.

O Ch'i positivo flui nas curvas harmoniosas, como as linhas magnéticas dos pólos e os campos de força gravitacional que provem da Terra, do Sol, da Lua e dos planetas. O Ch'i negativo, também conhecido como Sha, move-se em linhas retas, e pode manifestar-se súbita ou lentamente.

Usualmente, qualquer coisa que se manifesta na forma convexa é masculina (Yang) e qualquer coisa que se manifesta na forma côncava é feminina (Yin).

Qualquer forma, simbólica ou real que corresponda aos elementos Fogo e Ar (elementos não contidos) é masculina (Yang). Qualquer forma que corresponda aos elementos Água e Terra (elementos contidos) são femininas (Yin).

Considera-se que a proporção ideal dos elementos Yin e Yang são de três para um. Por exemplo, um vale (Yin) protegido em três dos seus lados por montanhas (Yang) com o lado aberto para o sul (Yin), é um Ch'i positivo.

O Ch'i flutua continuamente nas áreas urbanas e pode mudar de polaridade em distâncias muito curtas.

As formas dos terrenos e das casas são muito importantes. É necessário que existam proporções similares entre o contorno do terreno e a casa construída nele.

Os círculos, retângulos e quadrados são formas boas.

Lembre sempre que o fluxo do Ch'i não é só o fluxo da energia, mas também de amigos, de informação, dinheiro e muitas outras formas de riqueza.

As recomendações seguintes são algumas relativas a análise de um lugar. Na medida em que começa a praticar os princípios do Feng Shui, o estudante irá acordando suas faculdades intuitivas e de observação.

A Vizinhança

É conveniente revisar as estruturas, edifícios, e uso das propriedades nas cercanias da residência ou negócio que se estude o se planeje comprar. Uma casa perto de um açougue ou de um cemitério, estará submetida e emanações adversas. Um prédio alto perto de uma residência causa bloqueio energético e pode afetar a evolução, a saúde e a carreira dos residentes da casa. Quando o prédio agressor é massivo, recomenda-se a colocação de um espelho convexo com os trigramas, para eliminar o efeito da energia enfocada na direção da casa.

Observe as formas das estruturas que rodeiam a casa. Relacione estas formas a seus elementos correspondentes. As formas cônicas se correspondem com o elemento Fogo. As formas de arco, com o elemento Metal. As formas cilíndricas na posição vertical, como aquela da maioria dos prédios altos, com o elemento Madeira. As estruturas com tetos planos, com o elemento Terra.

Se a terra é muito aplanada ou lisa, o Ch'i estará propenso a estagnar-se.

Em geral, uma casa localizada perto de confluências de rios, perto de um lago ou do mar estará recebendo um excelente Ch'i.

A seleção de um lugar

A evolução da humanidade está intimamente vinculada com a própria terra. A história do homem se perde na noite dos tempos. As culturas do passado floresceram nas margens dos rios, nas montanhas e nas margens dos mares. Desconhecemos o passado da humanidade antes das culturas Egípcia, Amorita, Hitita e Chinesa, que existiram uns 4000 anos antes da nossa era. O desenvolvimento das civilizações antigas dependia da organização da sua estrutura social, da seleção de lugares com terras férteis e da presença de rios e lagos. O sucesso ou fracasso das culturas, cidades, povoados e aldeias estava estreitamente vinculado à qualidade e quantidade de terra habitada e à presença de fontes de energia, matas, minerais, animais, à forma do terreno, às elevações, lagos e mares. A beleza das montanhas harmonizava-se à dos vales, rios, lagos e mares.

Frequentemente, ao visitar um lugar, uma cidade ou um país que não tínhamos visitado antes, além da percepção física das coisas, sentimos algo que parece trazer-nos lembranças ou sentimentos conhecidos. Este 'algo' faz-nos pensar na existência de uma presença energética que nos recebe, formada pela combinação de todas as vibrações que integram o lugar. As formas e cores visíveis mostram-nos o aspecto do lugar, porém ao mesmo tempo nossa intuição capta sentimentos e impressões sutis, de uma energia que nos fala da cultura e das pessoas que habitam ou habitaram essas terras. Essa essência que transcende as construções e monumentos feitos pelo homem e reflete as emanações de uma energia sutil e poderosa é a força criadora universal, o Ch'i.

A arte ambiental do Feng Shui nasce da percepção dessa energia. O Ch'i movimentando-se em espirais, seguindo as curvas, evitando os ângulos, projeta-se desde o universo e irradia da terra. O Ch'i circula através das distintas camadas vibratórias do nosso planeta manifestando harmoniosamente as formas e a vida em todas suas expressões. Quando o Ch'i circula em harmonia na superfície da terra, a faz fértil e a provê de um clima agradável.

O propósito do Feng Shui moderno, isto é, do quarto nível de Feng Shui, tal como o ensina o Mestre Lin Yun, segue sendo o mesmo de sempre, achar lugares que propiciem o melhor ambiente para as pessoas que vão viver ou trabalhar neles.

Com frequência os desenvolvimentos urbanísticos modernos afetam o Feng Shui do lugar. As construções elevadas, de formas e cores agressivas e sem coordenação, cortam a paisagem natural e contribuem na deterioração ambiental.

Ao escolher um lugar para a construção de uma casa, deve-se observar os seguintes sinais do Ch'i que se manifesta no ambiente:

Se a vegetação é abundante e verde, existe um bom Ch'i. Se a vegetação reflete grande quantidade de árvores e plantas secas com folhas amarelas, é sinal de que o Ch'i está escapando da superfície da terra e que a vida vegetal está sendo afetada.

A presença de pássaros, de animais domésticos, de animais silvestres pacíficos, como por exemplo veados, é indicação de um bom Ch'i. A presença de animais danosos como cachorros selvagens, corvos e ratos indicam ausência de bom Ch'i.

Os residentes de uma certa área também afetam a energia da terra e o Ch'i do lugar. A aparência de uma vizinhança indica a energia que emana dos seus residentes. O Ch'i pessoal dos residentes influi no Ch'i do ambiente. Ao comprar ou alugar uma casa, ou local para um negócio, é conveniente conhecer a história do lugar, ela nos dirá se os residentes anteriores foram felizes, infelizes, de sucesso, ou fracassados. Se o negócio fechou por falência, ou por outra causa. Se os residentes anteriores mudaram-se para uma casa maior e moderna, num lugar melhor, é uma indicação de que receberam um bom Ch'i do ambiente.

Formas naturais da terra

Os antigos chineses acreditavam que toda manifestação de vida era parte de um organismo vivo maior, que integrava a terra e o universo em sua totalidade, formando um corpo vital. Costumavam dar símbolos de animais às formas representadas pelas ladeiras e os picos das montanhas, vales, rios e lagos. Para eles uma montanha podia representar um dragão, um elefante, uma ave fênix ou um tigre. Destas ideias, desenvolveu-se através dos tempos uma arte ambiental, origem dos métodos usados pela escola das formas do Feng Shui.

As montanhas geralmente são examinadas levando em consideração três formas, que são as mais usuais: a) redondas b) quadradas c) triangulares.

Quando o contorno de uma montanha é suave e está coberto de vegetação agradável, terminando em vales apaziguadores, isto indica que o lugar é propício para construção de casas.

Quando as casas são construídas na ladeira de uma montanha, recebem a proteção da energia desta. A vegetação existente nas ladeiras expressa a presença do Ch'i, segundo seja sua abundância, cor e fertilidade. A construção de uma casa no cume de uma montanha é perigosa, segundo os princípios da tradição. As casas construídas no cume das montanhas estão expostas aos rigores do tempo, do vento e a possíveis acontecimentos imprevisíveis na vida das pessoas que nelas habitem, incluindo mudanças no trabalho, perigo de acidentes, operações e outros.

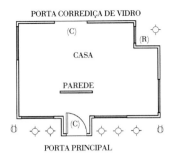

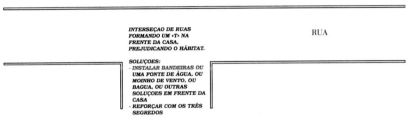

Mau Feng Shui

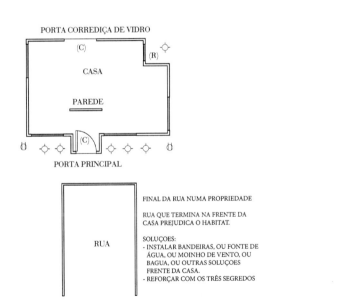

Mau Feng Shui

Estradas e ruas

As estradas são como os rios, por eles flui energia vital que alimenta a vida da nossa civilização tecnológica. As ruas são como os vasos capilares que levam a energia a cada uma das células do corpo de nossa civilização, representadas pelas casas. As ruas embelezam a paisagem da vizinhança quando estão limpas e desenhadas com áreas verdes e árvores nas suas encostas. Os princípios da tradição nos previnem de algumas formas de ruas que através dos anos tem-se comprovado que afetam a vida das pessoas que nelas habitam. As seguintes formas de ruas podem produzir condições adversas na vida das pessoas que vivem em casas nas suas encostas:

1. As ruas que morrem em frente de uma casa, submetem-na a "flechas escondidas", mudanças súbitas e acidentes imprevistos. Nestes casos é necessário proteger a frente da casa com a instalação de uma fonte de água, bandeiras, espelhos do Ba-Gua ou outros.

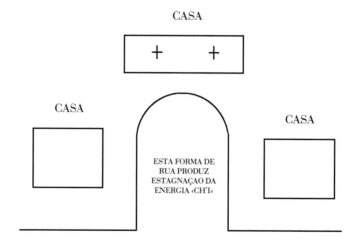

2. As ruas que formam uma curva em frente da casa, que a distanciam da rua, criam um vazio energético que drena a área correspondente. Se a rua curva está do lado direito da casa (Madeira), pode produzir doenças, confusão mental e dificuldades financeiras. Se a rua curva está do lado esquerdo pode drenar a energia que corresponde aos relacionamentos pessoais, às relações com os filhos e as amizades. Estes efeitos são equilibrados com a instalação de espelhos, bandeiras, espelhos de Ba-Gua e outros, para elevar e reforçar o Ch'i da casa.
3. As casas localizadas em ruas fechadas, em frente a interseções em forma de "T", interseções em forma de "V" ou em forma de "II", estão expostas a problemas financeiros, dificuldades nas relações pessoais e familiares e doenças e devem ser protegidas com ajustes similares aos mencionados anteriormente; da mesma forma as casas construídas abaixo do nível da rua.

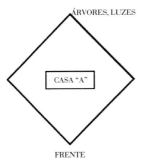

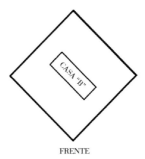

A CONSTRUÇÃO DEVE FICAR EM FRENTE A UM LADO E NÃO ÀS ESQUINAS. NO CASO EM QUE A CASA JÁ ESTIVER CONSTRUÍDA, PLANTAR ÁRVORES NA ESQUINA TRASEIRA, INSTALAR LUZES, MOINHOS DE VENTO OU BANDEIRAS NA FRENTE. REFORÇAR COM OS TRÊS SEGREDOS

NUM LOTE COM ESTA FORMA, A CONSTRUÇÃO IDEAL É AQUELA EM QUE A FRENTE DA CASA DÁ PARA UM DOS LADOS, OCUPANDO UM LUGAR CENTRAL

Lote em forma de diamante

O Terreno

A seleção de uma casa começa pelo terreno. A localização da propriedade, a forma do terreno, a energia e a paisagem presentes no terreno, determinam vários dos fatores principais para selecionar um lugar ou para estudar as suas condições. As melhores formas de terrenos são as quadra-

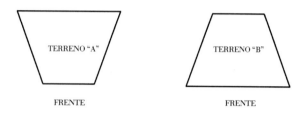

FORMA PROPÍCIA, CONSTRUÇÃO PARA O CENTRO DO LOTE

FORMA NEGATIVA DO LOTE. O ESTREITAMENTO NA PARTE TRASEIRA PRODUZ ESTAGNAÇAO DO CH'I.
RECOMENDAÇPES:
- INSTALAÇAO DE LUZES, ÁRVORES EM CADA ESQUINA DE TRÁS.
- REFORÇAR COM OS TRÊS SEGREDOS

Formas irregulares de lotes

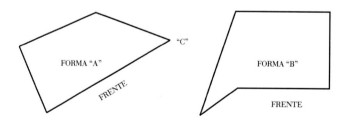

A FORMA «A» É AGRESSIVA À FORMA «B». A PONTA «C» FORMA UMA «FLECHA ESCONDIDA» DIRIGIDA À PROPRIEDADE «B». PROTEGER A PROPRIEDADE «B» COM UM BA-GUA, QUE ENFRENTE A DIREÇAO DA ESQUINA, OU COLOCAR OBJETOS DE PESO PERTO QUE SUAVIZEM O EFEITO AGRESSIVO. REFORÇAR COM OS TRÊS SEGREDOS

Formas de lotes ou edifícios

das, retangulares e redondas. Se o terreno tem forma de um aniMau, considera-se de sorte.

Para aplicar o esquema do Ba-Gua num terreno, primeiro devemos identificar a entrada da propriedade. Este é o "Ch'i Kou" ou Boca do Ch'i. A entrada alinha-se com a linha da água do Ba-Gua e deve estar na área do conhecimento, da profissão ou dos benfeitores.

É conveniente honrar as cores dos trigramas em cada área do terreno. Em Sun, áreas das finanças, deve-se colocar plantas com flores cor violeta. Em Li, área da fama, plantas com flores vermelhas. As plantas com espinhas, que pela sua forma cônica simbolizam o fogo, devem ser colocadas na parte traseira do terreno. As plantas com flores cor de rosa na área de Kun, o matrimônio e assim sucessivamente.

Uma casa protegida por morros ou montanhas nos seus lados e parte posterior e em frente a um vale, está na localização ideal. Esta localização é conhecida com o nome de "a pérola na ostra" ou "os dragões e a pérola".

A forma de um terreno não deve interferir na paisagem natural de um lugar.

A forma do lote é menos importante que o tamanho e forma da casa construída nele.

Quando um terreno tem forma irregular e um costado é mais estreito que o resto, pode-se semear nesse lado plantas de bambu ou árvores frondosas, ou até mesmo instalar uma luz para, desta forma, equilibrar a forma irregular do terreno.

As formas retangulares, quadradas ou redondas geralmente são as melhores.

Para remediar terrenos irregulares e preencher espaços vazios que se produzem quando há diferenças de elevação, pode-se usar luzes.

Semeei arbustos e árvores nos lados Norte e Oeste para neutralizar o Ch'i negativo e os pensamentos adversos.

Os pequenos poços com ou sem peixes e as fontes de água localizadas nas áreas débeis do Ba-Gua reforçam a área afetada com Ch'i positivo.

Forma da Casa

De acordo com o desenho do Feng Shui, as formas podem moldar nossas vidas. Nossas vidas estão contidas nas nossas casas. Nossas vidas com Yang, nossas casas como Yin.

A forma da casa tem uma relação intima com as pessoas que a habitam. A porta representa a boca, as janelas os olhos, os corredores são as artérias e as veias por onde flui a energia, a força vital, o Ch'i.

Uma casa de forma retangular, quadrada ou redonda é próspera. As casas do tipo U ou L sempre mostram áreas cortadas, o que produz uma debilitação da energia que flui nas respectivas áreas afetadas. Este tipo de desenho é muito comum nos Estados Unidos, especialmente nos estados do sul.

Uma casa deve ter uma porta de entrada espaçosa (portas duplas) e livre de obstruções tais como árvores grandes, prédios pequenos, entradas estreitas e retas alinhadas com a entrada principal.

Uma piscina atrás da casa representa o elemento água e se está alinhada com a área da fama e da reputação, pode afetar esta atividade da família. No caso de conflito, instale uma cerca verde entre a piscina e a casa, ou instale plantas verdes entre a piscina e a casa. Reforce com os Três Segredos.

Uma piscina curva, abraçando a casa, reflete proteção. Se a piscina aponta para a casa formando um ângulo com ela, exerce pressão sobre ela e sua figura angular produz conflito de formas. Este conflito pode ser neutralizado, colocando objetos de peso ou vasos com plantas que equilibrarão o conjunto e suavizarão as formas agressivas da piscina.

Uma casa ou apartamento construídos abaixo do nível da rua podem ser negativos, chegando a afetar tanto à saúde quanto à profissão ou carreira dos ocupantes. Neste caso, pode-se instalar um refletor que ilumine o ponto mais alto do teto da casa. Também se podem instalar luzes nas quatro esquinas do teto.

A porta principal

Segundo a Escola do Chapéu Negro as três áreas principais de uma casa são:
1. A porta principal de entrada.
2. O quarto principal.
3. A cozinha

A entrada é o primeiro lugar a ser estudado. É muito importante o que se vê estando nela, tanto para dentro quanto para fora. O que se vê desde a entrada é mais importante que a direção de abertura da porta. O primeiro cômodo visível desde a porta de entrada afeta os reflexos dos habitantes da casa e a forma como reagem ante as experiências da vida.

Por exemplo, se ao entrar pela porta principal o primeiro que vemos é a cozinha é possível que tendamos a comer mais do que o devido sem sermos conscientes disto.

Quando a cozinha está junto à porta principal, tende a produzir problemas digestivos nos membros da família que habitam o lugar. Para "ajustar" este efeito, uma solução seria a colocação de uma estante de livros que seja vista desde a porta. O símbolo dos livros afeta o inconsciente e produz um efeito positivo, levando a uma inclinação pela leitura ou pelo estudo, ao invés da comida.

Se o primeiro que vemos ao entrar nas nossas casas é um aparelho de tv, a tendência será a de ligar o aparelho. Os objetos, os sons, as formas, as cores, as fragrâncias e a energia começam um diálogo com nosso ser interno cada vez que abrimos a porta do nosso segundo corpo, do nosso espaço local, que é nossa casa.

Se ao entrar na nossa casa o primeiro que vemos é uma parede, seu efeito de bloqueio será comunicado imediatamente a nossa mente interna que reagirá emocionalmente produzindo dores de cabeça, cansaço, fadiga,

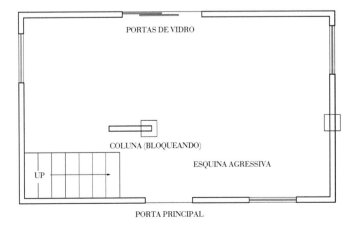

Mau-estar geral e uma sensação de bloqueio em nossas vidas. Para resolver esta situação existem diferentes soluções. Uma delas é a instalação de um espelho que dá profundidade à área que se encontra bloqueada. Este espelho deve estar a uma altitude acima da cabeça da pessoa mais alta da família. Outras soluções seriam decorar a parede com arranjos florais, ou pendurar quadros que representem paisagens.

Entre outros problemas que se apresentam nas entradas principais estão:

1) Entrada principal bloqueada por uma coluna. Se a coluna se encontra dentro da casa e é quadrada, para eliminar seu efeito de conflito pode se cobrir com espelhos, ou pode colocar-se uma planta para suavizar suas esquinas agressivas, ou uma estátua ou figura decorativa em frente a ela. Outra solução seria pendurar uma pequena

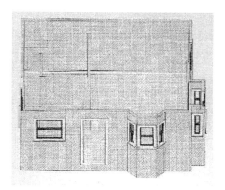
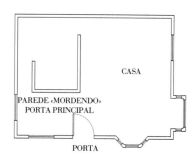

bola de cristal "Feng Shui" a 9 polegadas ou 9 centímetros do teto, alinhada com a esquina agressora. Se a coluna está localizada no exterior, a solução poderia ser colocar uma planta suavizando a esquina agressora ou decorar a coluna com trepadeiras que suavizam as esquinas, ou bem usar uma solução transcendental.

2) Parede mordente. Esta situação é muito comum, ao entrar pela porta principal encontramo-nos com uma parede que se projeta, bloqueando a visibilidade da porta. Se a parede mordente se encontra alinhada na parte esquerda, ao olhar para dentro desde a porta, nosso olho esquerdo estará enfocando o pedaço de parede que se encontra a uma curta distância enquanto o olho direito enfocará uma parede do fundo da casa. Esta diferença de enfoque

visual produz confusão e desarmonia. Para resolver esta situação pode-se enfeitar a parede mordente com flores, ou com um quadro que mostre espaços abertos ou paisagens; ou pode-se instalar um espelho e pendurar um móbile sonoro na área aberta, entre a porta e a parede mordente.

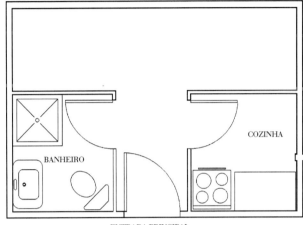

PROBLEMAS: COZINHA E BANHEIROS ADJACENTES À PORTA DE ENTRADA

SOLUÇOES: INSTALAÇAO DE ESPELHOS EM FRENTE ÀS PORTAS DO BANHEIRO E DA COZINHA; PENDURAR BOLAS DE CRISTAL FENG SHUI NO BANHEIRO E NA COZINHA. DECORAÇAO COM PLANTAS E FLORES

As portas de entrada devem ser abertas para áreas espaçosas.

Uma porta principal alinhada com uma porta corrediça de vidro, localizada na parede traseira, pode ser causa de perda de Ch'i, fazendo com que a energia, que neste caso repercute nas amizades, os filhos e o dinheiro, entre a saia rapidamente. Isto propicia a partida rápida dos filhos do lar. Algumas das possíveis soluções são: 1) Decorar com plantas, especialmente plantas com troncos, e localizá-las ao redor da área onde se encontra a porta de vidro corrediça. 2) Pendurar bolas de cristal Feng Shui na porta de entrada (a 9 unidades do teto) e no centro da porta corrediça. 3) Arranjos florais, ou figuras e esculturas artísticas que embelezam o ambiente. Reforçar com os Três Segredos.

As cozinhas e os banheiros adjacentes à porta de entrada debilitam a energia vital, afetando a saúde das pessoas que vivem no lugar.

Fatores importantes relativos à porta principal da casa:

A entrada do Ch'i é sempre a porta principal, embora se use outra porta em 99% das vezes.

Não importa em que sentido se abra a porta, o que importa é o que se vê desde ela:

a) Para o interior
b) Para o exterior.

Qual seria a "Boca do Ch'i" num complexo comercial ou de apartamentos? – As entradas principais do prédio.

Portas em geral

Uma porta que abra na direção de uma parede restringe o fluxo do Ch'i, debilitando a quantidade de energia na área-atividade onde a porta esteja localizada de acordo com o Ba-Gua. Neste caso, pendure um espel-

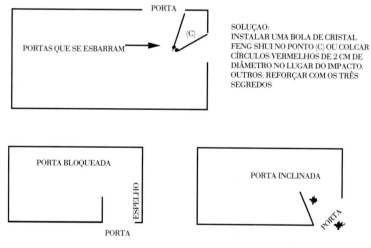

Portas

ho na parede para amplificar o espaço fazendo-o maior, ou instale uma luz ou móbile que faça som ao abrir a porta.

O alinhamento das portas interiores é muito importante no Feng Shui. Evite ter duas portas de banheiros uma frente à outra.

As portas não alinhadas podem ser corrigidas instalando espelhos ou quadros na parede em frente à abertura da porta.

Uma porta localizada no final de um corredor comprido coloca em perigo a saúde dos moradores da casa. Pendurar um espelho na porta ou na parede no final do corredor, para fazer refletir o Ch'i estagnado e fazer que flua atraindo prosperidade e progresso para a família.

A proporção de portas e janelas numa casa é de grande importância no desenho do Feng Shui, já que afeta as relações entre pais e filhos. A relação recomendada pela tradição não é maior do que 3:1. As portas representam o respeito e a consideração aos pais, as janelas são as vozes dos filhos. Para melhorar as relações familiares e manter a harmonia no lar, colocar um sino pequeno na porta principal, ou um móbile frente a ela, para que faça som ao abri-la.

Uma porta localizada na parede traseira, na área da fama, pode drenar a reputação da família. Reforçar com uma flauta chinesa de bambu, bola de cristal ou outro objeto decorativo Feng Shui e com os Três Segredos.

As janelas

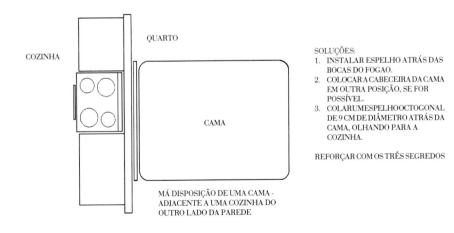

MÁ DISPOSIÇÃO DE UMA CAMA - ADJACENTE A UMA COZINHA DO OUTRO LADO DA PAREDE

SOLUÇÕES:
1. INSTALAR ESPELHO ATRÁS DAS BOCAS DO FOGÃO.
2. COLOCAR A CABECEIRA DA CAMA EM OUTRA POSIÇÃO, SE FOR POSSÍVEL.
3. COLAR UM ESPELHO OCTOGONAL DE 9 CM DE DIÂMETRO ATRÁS DA CAMA, OLHANDO PARA A COZINHA.

REFORÇAR COM OS TRÊS SEGREDOS

O marco superior das janelas deve ser maior que o maior dos residentes da casa, do contrário a energia cortada pode originar estados depressivos nessa pessoa.

As janelas, especialmente em apartamentos de pisos altos, devem ser adornadas com pequenas bolas de cristal Feng Shui, quando as cabeceiras das camas estejam alinhadas com elas.

As janelas devem ser mantidas em perfeitas condições. Janelas e vidros rompidos debilitam a área correspondente, produzindo um efeito de perda ou drenagem da energia.

O quarto principal

O quarto principal é a segunda área em importância. Representa a energia que nutre a estabilidade espiritual do lar e deve ser mantido em ordem e ser atendido da mesma forma que todo o resto da casa. Muitas vezes presta-se mais atenção a outras áreas como a sala ou a sala de jantar e se relega um pouco o quarto principal. A presença de cortes nas linhas de

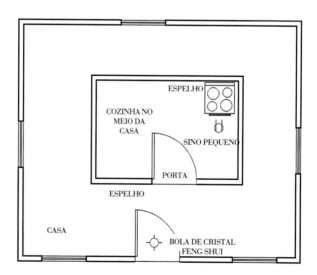

harmonia, as colunas ou esquinas agressivas, e o alinhamento de portas no quarto principal afetam a harmonia, o que pode refletir-se na saúde física e espiritual daqueles que representam o centro e o coração da família.

A localização da cama é muito importante. É conflituoso dormir com os pés dirigidos para a porta de entrada do quarto. A cama deve localizar-se na posição de mando, isto é, a pessoa ou pessoas que nela dormem devem ter visibilidade da porta de entrada.

A cozinha

A cozinha é o terceiro lugar em importância da casa, segundo o Feng Shui. A cozinha representa a prosperidade. É o lugar onde se preparam os alimentos que irão energizar os corpos dos membros da família. O Feng Shui dá uma importância muito especial à cozinha, para criar harmonia, felicidade e prosperidade na casa.

Recomenda-se pendurar um pequeno móbile sonoro no teto, acima da área que ocupa a pessoa que prepara os alimentos na frente das bocas dos fogões. O móbile sonoro eleva e fortalece o Ch'i da pessoa que está

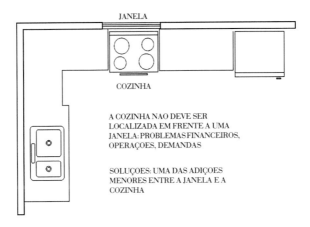

cozinhando e simultaneamente fortalece a qualidade do Ch'i que será integrada à saúde dos membros da família.

Quando não se tem costume de cozinhar em casa, recomenda-se acender uma das bocas do fogão ao dia para esquentar água. Alternar sempre as bocas do fogão que se ascendem.

A melhor localização da cozinha é na área da fama, exceto quando as bocas do fogão são vistas desde a porta principal de entrada. A cozinha está numa boa localização também quando está em qualquer lugar das linhas de fogo ou da madeira. Uma cozinha no centro da casa afeta a saúde física e mental dos membros da família. Este efeito pode ser diminuído com a instalação de espelhos. Existem outras soluções e métodos transcendentais para resolver esta situação. A mais importante de todas será aquela solução que ocorrer ao praticante no momento de realizar o Feng Shui.

Manter as bocas do fogão da cozinha sempre limpas. Segundo a tradição, são causa de dificuldades financeiras.

As bocas do fogão localizadas em frente a uma janela podem causar também dificuldades financeiras, doenças, operações e demandas legais.

As bocas do fogão alinhadas com a linha central da casa, sendo visualizadas desde a parede da frente até a parede traseira e atrás da linha central, entre a parede direita e esquerda, têm uma posição propícia.

Nas cozinhas com forma de "bota", o fogo deve estar na área da "sola".

As bocas do fogão rompidas, sujas ou fora de uso, debilitam o Ch'i e atraem má sorte.

As costas da pessoa que prepara os alimentos não devem ficar de frente para a porta.

As cozinhas na linha do fogo (Finanças, Fama e Matrimônio) são propícias, exceto se estão em frente das portas ou estão cortadas por elas. Se existem extensões na linha de fogo, a cozinha é propícia numa extensão das finanças (se não está em frente à porta, ou está cortada por ela), no entanto, é conflituosa se está instalada em extensões que correspondam à fama e ao matrimônio.

As bocas do fogão são causa de conflitos se estão instaladas do outro lado de uma parede onde há um banheiro ou uma cama.

Uma despensa cheia de alimentos reflete um bom Ch'i.

Desenhos estruturais, paredes e colunas

As esquinas são consideradas estruturas danosas e infortunadas. Instalar um espelho em um ou ambos os lados da esquina, ou uma videira de flores na borda ou pendurar uma bola de cristal Feng Shui na frente dela.

As colunas interiores têm um papel importante na decoração do Feng Shui. As colunas redondas são aceitáveis e devem ser decoradas com cores e materiais que se harmonizem com as superfícies do ambiente. As colunas quadradas são perigosas.

Soluções:

Instalar espelhos em todos os lados da coluna ou instalar videiras de flores ao longo da borda de cada esquina da coluna para suavizá-las. Reforçar com os Três Segredos.

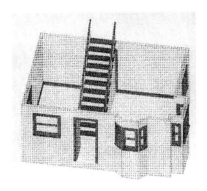
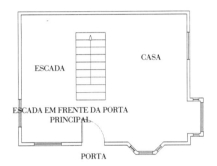

As escadas

A escada que leva ao primeiro andar ou ao sótão em frente à porta principal produz um efeito de desequilíbrio e bloqueio. Toda escada alinhada ou que corte a porta principal, segundo a tradição, é fonte de conflitos. A energia da casa, centro comercial ou escritório vê-se afetada quando uma escada se encontra em frente à entrada principal. Os chineses evitam desenhar escadas alinhadas frente à porta de entrada, pois isto pode causar que o Ch'i e o dinheiro circulem para fora da residência. Os ajustes decorativos que podem ser utilizados para harmonizar este desenho são vários, entre eles: 1) Pendurar um cristal Feng Shui entre a porta principal e a escada. 2) Pendurar um móbile sonoro em frente à escada, em linha com a porta de entrada principal. 3) Enfeitar a escada com arranjos de trepadeiras que dêem a impressão de movimento para cima. 4) Pendurar uma luminária de cristal redonda acima da escada.

Toda escada em espiral é conflituosa. Sua forma atua como um saca-rolhas. O bloqueio energético muitas vezes se manifesta na saúde da família na forma de dores de cabeça, taquicardia, insônia, ansiedade e abortos. Para resolver o efeito que esta forma de escada causa, várias decorações são recomendadas. Entre elas podemos mencionar:

1) A colocação de uma planta ao lado e no começo dos degraus e a instalação de um espelho em frente do último degrau no piso superior, se existe uma parede.
2) Pendurar uma bola de cristal Feng Shui depois do ultimo degrau do primeiro andar.
3) Pode-se também pendurar uma bola de cristal Feng Shui ou móbile sonoro em frente à escada. As escadas devem sem largas e bem iluminadas para que a energia flua harmoniosamente entre os pisos.

Os descansos das escadas são muito importantes. Se o espaço permite, deve-se adornar as esquinas com plantas em vasos redondos. Seu tamanho deve ser apropriado para que não façam interferência com a circulação das pessoas. Também podem ser colocadas figuras de peso ou pendurar quadros ou fotos com paisagens e rostos felizes. Uma escada bem iluminada e decorada com quadros artísticos atrai bom Ch'i e reforça o movimento da energia entre os distintos níveis da casa.

Vigas expostas

As vigas são atrativas quando são várias e contínuas. No entanto, quando se trata de apenas uma ou duas, resultam opressoras e agressivas. Quando duas pessoas dormem sob uma viga exposta que atravessa a cama, isto costuma causar um bloqueio na comunicação. Se a viga está alinhada entre as duas pessoas sua forma projeta uma parede invisível entre elas, causando com o tempo uma separação e possível divórcio. Para resolver este conflito existem várias soluções de decoração Feng Shui. A cama pode ser colocada em outro lugar do quarto, ou flautas chinesas de bambu ou franjas decorativas

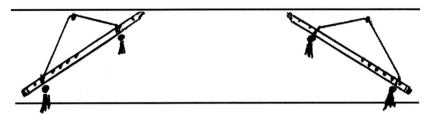

Colocaçao das flautas de bambu chinesas

podem ser penduradas na viga para suavizar seu peso. Também pode ser usado um móbile para dar a impressão de elevação.

Outros efeitos das vigas expostas são:

Se uma viga está localizada em cima da cabeceira da cama, pode ser fonte de dores de cabeça ou enxaquecas.

As vigas sobre a sala de jantar ou sobre as bocas do fogão da cozinha são fonte segura de perdas financeiras.

As vigas em cima de uma escrivaninha ou mesa de trabalho podem afetar o sistema nervoso.

Uma viga numa área fechada de uma casa ou negócio, como por exemplo, num quarto, pode engasgar o Ch'i positivo e interferir com sua circulação.

Soluções:

Instalar na viga duas flautas de bambu chinesas enroladas em fitas, formando com a viga a geometria do Ba-Gua, ou colocar uma faixa de tecido vermelho ao longo da viga.

As formas, cores e objetos, quando estão bem localizados contribuem para que a energia, a força vital do Ch'i flua harmoniosamente através de todas as áreas de uma casa. Quando existem cortes ou esquinas agressivas recebendo às pessoas que entram na casa ou afetando àquelas que nela vivem, devemos consertar a situação, mudando de lugar os móveis e utilizando os métodos tradicionais do Feng Shui.

Localização dos móveis e equipamentos

Na decoração de espaços com muitas formas angulares, bem quadradas ou retangulares, tente selecionar moveis arredondados, sem esquinas pontudas. Se existem mesas ou móveis com esquinas, coloque-os diagonalmente, para que as esquinas não apontem para a porta de entrada nem para as cadeiras.

O local ideal para colocação dos aparelhos de som, eletromagnéticos, televisão e computador, é na área das finanças.

Nem as camas nem as escrivaninhas devem ficar em frente á porta de entrada do quarto nem cortá-las.

Quando a cama está localizada embaixo de uma janela, o ânimo e a saúde da pessoa que dorme nela podem ver-se afetados. Nestes casos, é conveniente pendurar uma bola de cristal Feng Shui ou uma flauta de bambu chinesa sobre a janela e reforçar os Três Segredos (pendura-se a bola de cristal no meio do março horizontal superior).

Os móveis devem ser colocados no lugar que for mais apropriado levando em conta sua forma, tamanho, textura e cor, tentando evitar que obstruam as portas ou cortem a circulação.

As cadeiras e sofás devem ser mantidos longe das lareiras, evitando que dêem as costas ou cortem as portas de entrada.

As Nove Adições Menores da Tradição

As nove adições menores, recebidas da tradição, são de grande ajuda para criar ambientes harmoniosos. Os princípios de beleza baseiam-se na essência e na qualidade da mudança, não na impressão física nem na quantidade. Com um pequeno detalhe, que pode pesar apenas umas poucas gramas, pode-se eliminar e harmonizar situações adversas equivalentes a milhares de toneladas.

1. Objetos brilhantes

Entre eles estão os espelhos, as bolas de cristal Feng Shui (de 20 mm, 30 mm, 40 mm, 50 mm, 60 mm, 70 mm ou 80 mm de diâmetro) e as luminárias.

Os espelhos são a primeira opção para conseguir o equilíbrio e a solução das áreas energeticamente débeis da casa. Os espelhos refletem, clareiam, amplificam e produzem uma sensação de amplitude.

Os espelhos são usados no Feng Shui tanto dentro quanto fora da casa. O pequeno espelho circular enfeitado com os trigramas é conhecido como espelho Ba-Gua. Este Ba-Gua é recomendado em casos que requeiram proteção ou ajuda. É instalado no exterior num lugar elevado, como por exemplo, acima da porta principal do estabelecimento comercial ou da casa. Também pode ser instalado num lugar elevado do edifício ou da construção, enfocando a área de onde provêm as emanações negativas.

As esquinas escuras, os corredores escuros e os espaços com pouca luz empobrecem a qualidade do Ch'i. A iluminação das casas é importante e a luz deve ser o mais parecida possível com a luz solar. A luz também tem a propriedade de equilibrar e preencher os espaços vazios.

2. As cores

As cores são utilizadas para reforçar a qualidade do Ch'i. A cor branca representa a pureza, a transparência e também a ausência de vida. O vermelho é uma cor de sorte e representa a força e a felicidade de viver. A cor vermelha é usada em cerimônias tais como o Ano Novo chinês, as bodas e as comemorações de nascimentos. A cor verde representa o crescimento e a vitalidade. A cor azul encontra-se perto do verde no caminho para o preto. A cor azul é mais fria que o verde e manifesta tranquilidade e paz mental. É uma cor recomendável para áreas de estúdio e bibliotecas. A cor negra representa as profundezas do ser. Esta cor está relacionada com a carreira e a profissão e representa a justiça, a sobriedade e a retidão. A cor amarela é alegre, atrai sorte e prosperidade. Esta cor vibra com o Ch'i da terra e reforça a saúde física e mental.

3. Os sons

Os móbiles sonoros e os sinos têm sido usados durante centenas de anos como objetos de proteção e de aviso. Os móbiles usados no Feng Shui devem ter um som claro e harmonioso. Quando se penduram na parte posterior de um local de negócios ou na residência, atrairão com seu som a paz mental dos ocupantes, servindo simultaneamente de sistema de alarme. Quando colocados na porta da frente, servindo como sistema de alarme, ajudam a que os filhos escutem os conselhos dos pais. O som dos móbiles e os sinos atraem influências positivas, prosperidade e dinheiro, tanto em residências, quanto em negócios.

Outra adição de som é a música. Música de meditação, música clássica, música que alimente a alma e eleve o espírito em nossa casa e centros de trabalho. Ao sair, é conveniente deixar música no nosso lar. O som melodioso harmoniza o ambiente, ajuda o crescimento das plantas e melhora o estado de ânimo dos bichos.

4. Força vital

As plantas representam a força vital, dispensam o Ch'i e ajudam a que a energia flua e não se estagne. Complementam o Ch'i que circula através do ser humano e elevam sua qualidade dentro das áreas habitáveis. Outra forma de aumentar a força vital é a utilização de aquários.

5. Energia cinética

As fontes de água são saudáveis e reforçam a energia em qualquer área onde sejam colocadas. Se uma fonte de água contém também uma cascata, esta deve alinhar-se na direção da residência e não para fora. A queda de água na direção da casa atrairá boa fortuna e prosperidade para os membros da família. Outros objetos com movimento são os ventiladores de ar, os moinhos de vento, as bandeiras e os sistemas de irrigação. Estes sistemas móveis fazem circular a energia e ajudam a preencher áreas que estejam cortadas ou debilitadas pela forma do terreno ou da casa. A colocação das bandeiras em frente a uma propriedade ou negócio eleva e fortalece a energia que flui para o lugar.

6. Objetos de peso

Os objetos de peso como esculturas e figuras, fortalecem a área energética onde se localizam. Ao se colocar uma escultura artística adequada ao negócio que se quer ajudar e na área da carreira ou profissão, a atividade do negócio será reforçada. Uma escultura localizada na área do matrimônio fortalecerá as relações conjugais do casal que habita a casa.

7. Energia elétrica

O uso de energia inclui energia elétrica e energia potencial. A energia elétrica pode ser usada para alimentar a área do poder, que corresponde ao trigrama "Sun". A localização de equipamentos eletrônicos, computadores, televisores e aparelhos de som nesta área ajuda a conseguir abundância física e espiritual.

8. Os símbolos

O uso de objetos simbólicos tais como flautas de bambu chinesas, o Ba-Gua e objetos com formas correspondentes aos elementos que se quer usar, também faz parte das adições menores. Para honrar a fama num escritório pode-se colocar uma pequena pirâmide de cristal. A forma cônica representa o elemento fogo, relacionado com a fama e transcende a substância do cristal, que corresponde ao elemento água. O uso de símbolos sagrados, no lugar sagrado de uma casa ou lugar de trabalho, isto é, na área central, fortalece a essência mesma e a natureza do ser. O uso de formas simbólicas como a figura de um anjo na área do matrimônio ou associações, reforça esta atividade mundana. Reforçar sempre a intenção com os "Três Segredos".

A flauta de bambu chinesa é um dos objetos transcendentais do Feng Shui. Ela é usada para equilibrar paredes e tetos não simétricos, vigas expostas, e obstruções na estrutura de uma residência ou negócio. As flautas devem ser colocadas em correspondência com a posição que reforçam o Ba-Gua, com a embocadura para cima. As flautas simbolizam a paz e proteção aos residentes. Muitos negociantes penduram flautas perto da caixa como medida de segurança. Depois que uma flauta de bambu chinesa é usada como método transcendental, nunca mais deve ser utilizada como instrumento musical.

9. Outras adições

Entre outros objetos citamos o uso de bandeiras, cortinas, incensos e fragrâncias. As bandeiras penduradas em frente aos estabelecimentos trazem alegria com seu movimento e elevam o Ch'i do lugar. Suas cores devem ser as apropriadas. Quando as bandeiras são acompanhadas com os símbolos adequados elas adquirem muito mais poder.

Os objetos de decoração tais como quadros e fotografias devem ser localizados de acordo com o gosto estético. Se os quadros ou pinturas representam rostos hostis ou amargurados e se encontram pendurados em

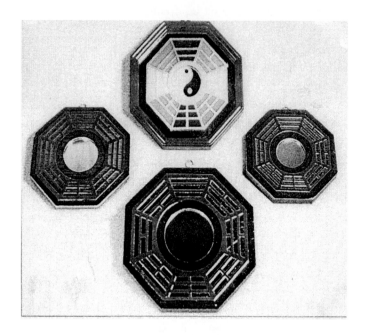

Espelhos de Ba-Gua

áreas afetadas, devem ser trocados por quadros que representem paisagens, vistas alegres e rostos felizes.

Outros objetos também utilizados são os tapetes. A colocação de tapetes circulares suaviza os quartos desenhados com muitas formas angulares.

Os Espelhos, Flautas, Sinos e Cristais no Feng Shui

Entre os objetos utilizados na arte chinesa do Feng Shui, nós mencionamos somente os mais usuais. Na realidade, segundo o Mestre Lin Yun, no Feng Shui, a vontade e a intenção do praticante são o que determinam o uso de um objeto como meio decorativo. O poder e a clareza da sua vontade e da sua intenção é, no final das contas, o que determinará a efetividade da solução que se decida adotar. Em seguida, explicaremos brevemente as maneiras de usar cada um dos artigos mencionados. A intuição e a imaginação do leitor ampliará esta lista segundo os requerimentos de cada ocasião.

Os espelhos

Os espelhos guiam, dirigem, amplificam e fortalecem o fluir do Ch'i. Atraem um Ch'i próspero. Equilibram uma área ou ambiente para trazer energias que se encontram fora dela. No caso de um apartamento ou casa em frente ao mar, um espelho pendurado numa parede interior dirigida para o mar, atrairá a energia da água para dentro do lugar, equilibrando o fluir do Ch'i. Os espelhos refletem e fortalecem as imagens. Deixam que a força criadora Ch'i penetre nos espaços fechados. A qualidade do espelho é mais importante do que o seu tamanho ou sua forma. É importante poder enxergar-se neles, mas podem ser colocados atrás de uma cortina e seu efeito continuará sendo o mesmo. Quando usar um espelho para rejeitar energia negativa, tenha compaixão.

Um armário embutido no final de um corredor é um lugar de estagnação de energia, a instalação de um espelho na sua parede interior clareia e expande o espaço, fortalecendo o fluxo do Ch'i.

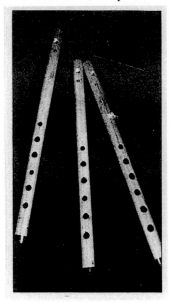

Flautas de bambu chinesas

As flautas de bambu chinesas

O poder do bambu proporciona força e apoio. A flauta de bambu reflete uma mensagem de paz e proteção e produz uma elevação paulatina da força vital. O tamanho da flauta influi no seu poder.

105

Os sinos e móbiles sonoros

O móbile mais elevado de música é a música das esferas. Esta música projeta-se através de todo o universo e reflete-se na natureza. Ao escutar a música que o vento produz fluindo entre os galhos das árvores e do capim nos prados, o sussurro das ondas do mar, a água de um riacho ou o canto dos pássaros, nossa essência fica satisfeita.

Use sinos ou campainhas para alertar, acordar, ou clarear a mente. O som dos sinos desperta a atenção para receber impressões. Com sua forma e som, têm o poder de elevar os tetos ou beirais baixos. Elevam o Ch'i ou força vital do débil e do deprimido. Melhoram a fama e a reputação. Trazem boa sorte. Produzem o efeito de "abrir" as áreas fechadas. Harmonizam o Ch'i de um ambiente. Reforçam as comunicações entre os membros da família e entre o pessoal no trabalho. O fator principal que se deve levar em conta ao comprar um sino ou móbile sonoro é a qualidade do seu som. A forma deve ser escolhida. O tamanho e a localização dos sinos devem ser apropriados e seu som deve produzir um efeito agradável. Os sinos e os móbiles do som afetam o fluxo do Ch'i, mesmo quando quietos.

Os cristais

Segundo as palavras do Mestre Ni Hua Ching "A mente verdadeira é a mente equilibrada. A mente verdadeira é a mente íntegra. A mente verdadeira é a mente transparente como o cristal."

Use cristais para equilibrar o fluxo de Ch'i, para ajustar a direção do Ch'i numa porta, janela ou quarto, para equilibrar situações de conflito entre camas, mesas de trabalho e portas, quando estas se encontram alinhadas entre elas. Os cristais podem ser usados ao invés dos sinos, móbiles sonoros e espelhos. Os cristais refratam e refletem o sol, a luz espiritual e a luz universal. Melhoram a efetividade das visualizações, dos exercícios de concentração e da meditação. São janelas que nos conectam com nossa consciência interna, com nossos mensageiros de luz, com nossos anjos. Refletem uma mensagem de luz, mesmo quando colocados em lugares ou esquinas escuros. Um cristal colocado numa janela, atrás de uma cortina, segue sendo tão eficaz como se estivesse à descoberto.

Circunstâncias Externas e Internas que podem causar Problemas nas Diferentes Áreas de Atividade dos Habitantes de uma Casa

As situações seguintes são algumas das mais comuns que costumam criar conflito em cada uma das nove áreas de atividade, segundo o Ba-Gua.

Fama e Prestigio

Exterior: Edifícios adjacentes, estado físico, qualidade de vida e Ch'i pessoal dos seus ocupantes.
Esquinas agressivas e edifícios contíguos.
Interseção de ruas em forma de "T".
Ruas ou rios que formam curvas dirigidas para fora, distanciando-se da frente ou do lado direito da casa.
Terreno mais estreito na parte traseira.
Garagens localizados em frente à casa.
Lago, canal ou rio atrás da casa.
Corte na fama (no terreno ou na casa).

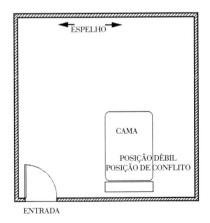

Interior: Porta principal obstruída por árvores, colunas ou paredes.
Porta principal escondida ou num lado da casa.
Porta principal alinhada com uma esquina do terreno (terreno tipo diamante).
Banheiros acima da porta principal.
Banheiro na área da fama.
Janelas bloqueadas por árvores.
Janelas que deslizam para baixo, em lugar de abrir para fora.

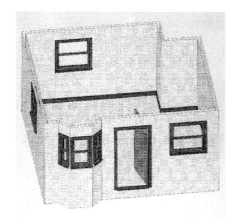

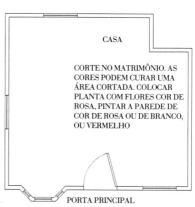

Armário embutido ou estante na área da fama.
Sistemas mecânicos ou elétricos que não funcionam devidamente.
Cama alinhada com a porta de entrada do quarto.
Cama rodeada de portas.
Cama no centro do quarto.
Cama alinhada com uma esquina agressiva (de parede ou coluna).
Cama sem visibilidade para a porta de entrada.
(As mesas de trabalho são regidas pelos mesmos princípios de localização que as camas).

Relações pessoais, matrimônio e associações.

Exterior: Terreno com lados desiguais
Casa localizada no final de uma rua fechada.
Porta de entrada no centro da casa, sendo esta do tipo "U".
Entrada principal por baixo do nível da rua.
Corte no Matrimônio. (No terreno ou na casa).

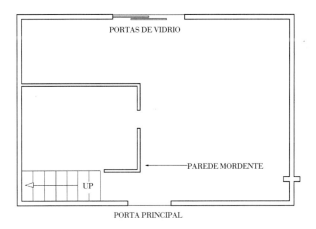

Interior: Escritório na área do matrimônio.
Adições não conectadas com a casa na área do matrimônio.
Banheiro na área do matrimônio.
Paredes mordendo a porta de entrada.
Portas (vozes de adultos) sem relação entre elas (que não se comunicam).
Quarto principal com muitas portas.
Porta vazia entre o quarto e o banheiro principal.
Viga ao longo da cama.
Cozinha localizada numa adição, na área do matrimônio.

Filhos, criatividade

Exterior: Casas vizinhas com tetos ou paredes agressivas no lado correspondente aos filhos.

Casa em frente a uma interseção tipo "garfo".
Casa em frente a uma interseção tipo "V".
Entrada principal na esquina (terreno triangular).
Ponta de uma piscina dirigida para o quarto principal.
Cortes em filhos (terreno ou casa).

Interior: Parede, escada ou coluna apontando ou mordendo a porta principal.
Banheiro em frente da porta principal.
Quarto das crianças sobre a garagem ou sótão.
Quarto das crianças alinhado com a porta de entrada da casa.
Viga em cima da cama ou sobre a mesa de estudo dos filhos.
Lareira na área dos filhos.
Espelhos que cortam a cabeça.
Tamanho ou número de janelas em desequilíbrio com as portas.
Janelas rompidas ou que não abrem bem.
Janelas bloqueadas.
Entrada principal com porta dupla que abre para fora.
Armários e estantes desordenados, principalmente na área dos filhos.

Benfeitores, o que esperamos dos outros

Exterior: Calçada de entrada mais estreita que a entrada principal.
Cortes na área dos benfeitores.

Interior: Porta principal bloqueada.
Porta principal escondida.
Cozinha visível desde a porta principal.
Sala de jantar junto demais da porta principal.
Quarto de hóspedes na área do poder da casa.
Portas e janelas barulhentas ou rompidas.
Excesso de portas.
Camas embaixo de janelas.
Cama sem encosto
Mesas de trabalho de costas para as janelas.
Áreas de visita alinhadas entre a porta principal e a porta do quintal.

Móveis obstruindo a porta principal.
Mesa da sala de jantar alinhada entre a porta principal e a porta posterior.

Carreira e profissão

Exterior: Entrada principal por baixo do nível da rua.
Edifícios com esquinas agressivas em frente da casa.
Casa construída na parte anterior do terreno.
Morro ou montanha em frente da casa.
Casa em frente a uma interseção do tipo "garfo".
Porta principal no centro de uma casa tipo "U".
Obstruções à visibilidade desde a porta principal.
Colunas quadradas em frente da casa.
Cortes em carreira ou profissão (na casa ou no terreno).

Interior: As chamas da boca do fogão da cozinha visíveis desde a porta principal.
Banheiro em cima da entrada principal.
Colunas quadradas dentro da casa.
Tetos a distintas altitudes.
Escrivaninha ou lugar de trabalho embaixo de teto inclinado ou viga.
Escrivaninha ou lugar de trabalho rodeado de portas.
Escrivaninha muito pequena ou grande demais.
Banheiro no primeiro andar acima da escrivaninha ou lugar de trabalho.
Cozinha na parte anterior da casa.
Pisos deformados ou desnivelados.

Novo conhecimento

Exterior: Esquina de edifício que agride a área do conhecimento.
Janelas bloqueadas na área do conhecimento.

Cortes na forma, na área do conhecimento.
Entrada abaixo do nível da rua.

Interior: Entrada principal estreita.
Vigas no dormitório ou no quarto de estudo.
Tetos inclinados.
Escrivaninha embaixo de teto inclinado ou viga.

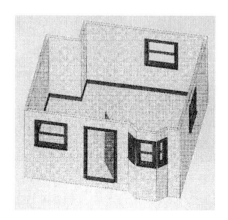 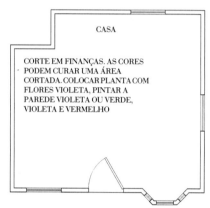

Escrivaninha em linha com a porta.
Muitas portas nos quartos ou no quarto de estudo.
Janelas e telas quebradas.
Espelhos quebrados.

Relações familiares.

Exterior: Alinhamento da rua ou de uma ponte com a casa.
Esquinas de edifícios agressivas.
Ruas, rios ou canais que se afastam da frente da casa ou do lado direito, formando uma curva.
Entrada principal abaixo do nível da rua.
Casa localizada numa interseção do tipo "V".
Terreno que se estreita na parte posterior.
Esquina de piscina apontando para a área de finanças.

Casa no cume de uma montanha.
Corte na área das finanças (na casa ou no terreno).
Entrada principal estreita.
Entrada principal bloqueada por árvores, colunas quadradas ou muros.

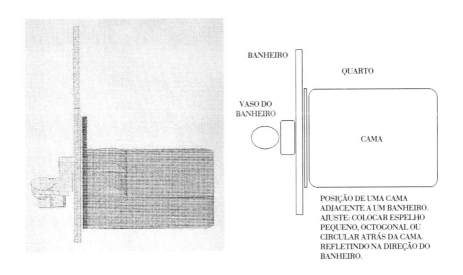

POSIÇÃO DE UMA CAMA ADJACENTE A UM BANHEIRO. AJUSTE: COLOCAR ESPELHO PEQUENO, OCTOGONAL OU CIRCULAR ATRÁS DA CAMA, REFLETINDO NA DIREÇÃO DO BANHEIRO.

Num terreno triangular, entrada na esquina.

Interior: Banheiro no centro da casa.
Banheiro na frente da cozinha.
Banheiro oposto à porta principal.
Porta principal alinhada com a porta do quintal.
Ausência de porta de fundos, especialmente em se tratando de um negócio.
Portas em conflito, portas que não se falam.
Porta de fundos na área das finanças.
Escada frente á porta de entrada.
Vigas sobre a cozinha ou sobre a mesa da sala de jantar.
Corredores bloqueados.

Fogão da cozinha muito perto do forno microondas.
Cozinha numa extensão da área das finanças.
Pessoa que cozinha com as costas na entrada da cozinha.
Fogos numa esquina da cozinha.
Fogos ou bocas do fogão estragadas, que não são utilizadas.
Cozinha alinhada com o banheiro, do outro lado da parede.
Cozinha, cama ou lugar de trabalho na parte inferior de quartos ou casas com forma de bota.

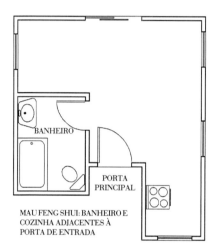

RECOMENDAÇÕES:
1. INSTALAR ESPELHO NA PORTA DO BANHEIRO, FECHAR O BANHEIRO OU COLOCAR NO BANHEIRO UMA BOLA CE CRISTAL FENG SHUI.
2. INSTALAR ESPELHO NA PAREDE, ATRÁS DA COZINHA.
3. REFORÇAR COM OS TRÊS SEGREDOS.

MAU FENG SHUI: BANHEIRO E COZINHA ADJACENTES À PORTA DE ENTRADA

Banheiro alinhado com a cama, do outro lado da parede.

Saúde física e mental

Exterior: Casa em frente a um cemitério ou funerária.
Edifícios perto com esquinas agressivas.
Casa na frente de uma interseção tipo "T".
Casa na frente de um morro ou montanha.
Ruas, rios ou canais se afastando em curva desde a parte frontal ou direita da casa.
Plantas secas ou árvores mortas na frente da casa.
Árvores ou colunas bloqueando a entrada principal.
Esquina da piscina apontando para a casa.

Interior: Banheiro no centro da casa.

Banheiro visível desde a porta principal.
Banheiro ou cozinha localizados na linha central da casa.
Banheiro localizado no piso de cima, sobre a cozinha, especialmente se o vaso está localizado sobre o fogão.
Banheiro no final de um corredor comprido.
Banheiro alinhado oposto à porta principal (mesmo não visível).
Banheiro sobre o quarto, especialmente se o vaso fica acima da cama.
Portas de dois banheiros uma em frente da outra.

Banheiro adjacente à porta principal.
Quarto principal visto desde a porta de entrada.
Dormitório em cima da garagem.

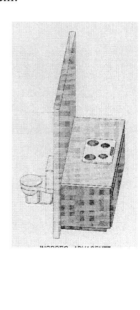

VASO ADJACENTE
À COZINHA

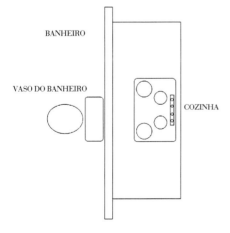

BANHEIRO

VASO DO BANHEIRO

COZINHA

COZINHA E BANHEIRO EM CONFLITO. AJUSTE: INSTALAR ESPELHO DETRÁS DA COZINHA REFLETINDO AS BOCAS DO FOGÃO. COLOCAR SINO PEQUENO EM CIMA DO LUGAR OCUPADO PELA PESSOA QUE COZINHA.

Cozinha adjacente à porta principal.
Lareira no centro da casa.
Bocas do fogão da cozinha vistas desde a porta principal.
Portas bloqueadas.
Porta principal alinhada com a porta do quintal.
Muitas portas em quartos pequenos.
Escadas em espiral perto do centro da casa.
Escadas estreitas.
Tetos inclinados.
Tetos baixos.
Vigas sobre a cama ou sobre a mesa da sala de jantar.
Janelas bloqueadas ou estragadas.
Sistemas mecânicos ou elétricos que funcionam Mau.
Cores desequilibradas.
Cama embaixo de uma janela.
Cama sem circulação de ar entre o colchão e o solo.
Cama alinhada com as bocas de fogo do fogão ou com o banheiro, do outro lado da parede.
Escrivaninha de costas para a porta de entrada.
Camas e escrivaninhas agredidas por vigas ou colunas.
Espelhos que cortam a cabeça.
Móveis muito perto de lareiras.

Finanças. Abundância Física e Espiritual

Exterior: Terreno com lados desiguais
Terreno com lado frontal mais largo que lado posterior.
Água atrás do hábitat (lago, rio, piscina). Muito deprimente se é em forma de baía.
Rua que se afasta da propriedade no lado das finanças.
Casa localizada no final de uma rua sem saída ou "Court de Sac".
Corte na área da carreira ou profissão.
Corte na área de Finanças.
Conflito na área de finanças: construções agressivas na área de finanças, água drenando do teto em direção á rua, árvores secas ou vegetação pobre na área das finanças.

Interior: Banheiro na área das finanças.

III

SOLUÇÕES TRANSCENDENTAIS

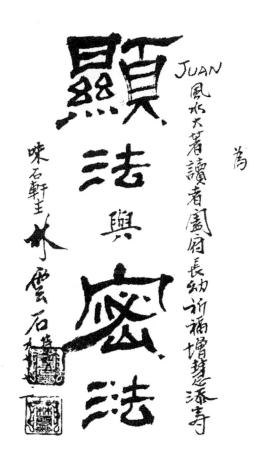

Em resumo, o Feng Shui faz-nos mais conscientes dos fatores visíveis e invisíveis que incidem em um lugar e nos facilita através de sua arte e filosofia, os princípios e os métodos para equilibrá-los e criar assim uma relação de harmonia entre o dito lugar e as pessoas que nele habitam. O Feng Shui da Escola do Chapéu Negro do Budismo Tântrico Tibetano, concentra-se nos seguintes pontos:

1. Fatores visíveis.
2. Fatores invisíveis
3. Uso das soluções visíveis da tradição.
4. Uso das soluções transcendentais do Budismo Tântrico Tibetano.
5. Concentração na energia Yin. Estabelecendo a conexão com a energia do lugar.
6. Ênfase nas soluções transcendentais. Utilização de métodos tibetanos como o Traçado das Nove Estrelas, a Roda Dharmica[1] e outros.

As soluções visíveis (Yang) do Feng Shui devem ser acompanhadas de uma intenção sagrada, para honrar a divindade manifestada pelos trigramas do Ba-Gua (Yin).

Soluções Visíveis da Tradição

As soluções visíveis consistem no uso dos Princípios e das Nove Adições Menores da tradição.

---

[1].- A Roda Dharmica é a mais divina meditação tibetana. Caminhando pela casa se recita o mantra: Om Ma Ni Pad Me Hum.

As nove adições menores:

1. Objetos brilhantes. Luminárias, velas, cristais do Feng Shui, espelhos e outros objetos brilhantes.
2. Cores. Uso de tecidos, quadros, flores naturais ou artificiais.
3. Som. Sinos, móbiles, música.
4. Vida. Bonsais, plantas, aquários, outros.
5. Energia cinética. Água, moinhos de vento, bandeiras, fontes de água.
6. Objetos de peso. Estátuas, figuras, rocas e outros.
7. Energia elétrica. Objetos com energia elétrica.
8. Símbolos. Pirâmides, símbolos sagrados, flautas de bambu chinesas, Ba-Gua e moedas chinesas.
9. Outros. Cortinas, tapetes, fragrâncias, bandeiras.

As soluções visíveis ou adições menores da tradição devem ser reforçadas com os Três Segredos.

Princípios da tradição

Os princípios da tradição são sugestões práticas para serem usadas no lar, no escritório e nos negócios. Ver capítulo II.

O Método Transcendental

A prática da arte ambiental do Feng Shui tem dois aspectos. O aspecto externo (Yang) é estético e baseia-se nas formas, cores e desenho das áreas, seguindo os princípios fundamentais do Feng Shui. O aspecto interno (Yin) ou método transcendental depende do preparo e da intenção do estudante ou praticante.

O aspecto externo do Feng Shui inclui a informação sobre os princípios do Ba-Gua, que se aplicam para determinar as linhas de harmonia ao redor e dentro de uma propriedade, casa ou escritório. Também o uso dos princípios da tradição para reforçar as áreas que se encontram debilitadas pela presença de formas angulares, agressivas, de vigas expostas, paredes mordentes ou distribuições que contribuam para a estagnação do fluxo do

Ch'i. A decoração do lugar usando os princípios do aspecto externo do Feng Shui ajudará a conseguir resultados favoráveis em 20% e 30% dos casos.

O método transcendental é algo diferente. O praticante que use o método transcendental na decoração do Feng Shui alcançará um resultado favorável de 120% naquilo que necessite de atenção e melhoria. O resultado dependerá sempre da compreensão e da intenção do praticante. Recomenda-se que quem deseje usar o método transcendental receba a instrução oral direta do Mestre Thomas Lin Yun, assistindo a um dos seus seminários ou a outros seminários conduzidos por algum dos seus estudantes. Depois de ter recebido instrução e de ter dedicado algum tempo ao estudo e prática dos princípios de harmonia expressos na teoria e na filosofia do Feng Shui, o praticante deverá fazer as seguintes perguntas:

1. Estou capacitado para usar o método transcendental?

Antes de aplicar o Feng Shui em nossas casas devemos nos fazer esta pergunta. No caso de um praticante ou profissional que queira incluir este método no seu trabalho, esta pergunta tem a maior importância. Antes de usar o método transcendental o praticante deve preparar-se devidamente. Sua energia vital ou Ch'i deve ser reforçada com a meditação, para que possa transmutar com sucesso as energias e emanações adversas, convertendo-as em luz, harmonia e prosperidade. Em outras palavras, o praticante deverá familiarizar-se com o método transcendental que irá utilizar e mais, deverá ter grande cuidado em harmonizar sua energia, sua força vital o Ch'i, antes de realizar uma cura transcendental. Este preparo se faz com orações e meditações.

2. Posso utilizar o método transcendental?

Se uma pessoa vive só, estará se fazendo esta pergunta e é ela quem deve respondê-la. No caso de uma família, é conveniente explicar antes em que consiste o Feng Shui, especialmente o método transcendental. No caso de um praticante profissional, é ainda mais importante. O praticante do Feng Shui deve respeitar a privacidade da pessoa que o contratou para decorar ou desenhar o espaço que ocupa. Antes de ser usado, deve-se sempre perguntar e explicar em que consiste o método transcendental. Ele nunca deverá ser usado sem que antes se faça essa pergunta. Se a pessoa concordar, então o praticante deve proceder com o método apropriado. Também deve explicar sobre o que significa "honrar a tradição do envelope vermelho". O envelope vermelho é a forma pela qual mantemos um lugar especial em nosso trabalho e honramos aos Mestres que nos tem entregado o conhecimento da tradição. O envelope vermelho é o que permite o uso do método transcendental para assim poder conseguir um resultado de 120%. O praticante deverá explicar o porquê do envelope vermelho e depois deverá dormir com ele, colocando os envelopes vermelhos dentro da fronha e dormir com eles essa noite. Os envelopes vermelhos podem ser adquiridos em qualquer loja de artigos chineses.

3. Devo fazê-lo neste momento?

A terceira pergunta é a mais importante. Depois de ter perguntado a nós mesmos se podemos fazer este trabalho e depois de termos pedido permissão e explicado os usos dos métodos transcendentais, devem nos garantir de que a energia do lugar nesse momento seja a apropriada para o uso do método transcendental. Isto é, devemos perguntar à energia do lugar e sentir sua resposta em nosso coração. Talvez não seja o momento, dia ou hora apropriada e devamos esperar um tempo. Os métodos transcendentais são usados para reforçar todas as mudanças visíveis realizadas na decoração Feng Shui. Em determinadas ocasiões o método transcendental é a única forma disponível para harmonizar uma área em conflito. Uma coluna bloqueando a porta de entrada principal produz um efeito de restrição e bloqueio na Boca do Ch'i. Este tipo de desenho afeta a prosperidade das pessoas que moram ou trabalham no lugar. A solução neste caso é o uso do método transcendental.

Quando o praticante decide utilizar o método transcendental, deverá proceder em concordância com sua ética profissional e deverá seguir as sugestões da tradição. Antes de iniciar o método transcendental deverá realizar algum tipo de meditação. Embora a tradição aconselhe realizar a chamada Meditação Solar do Buda, qualquer outro tipo de meditação, compatível com as crenças religiosas do praticante é igualmente válido.

Entre as principais operações do método transcendental estão as seguintes:

1. Os Três Segredos.
2. O movimento dos oito trigramas
3. O Caminho das Nove Estrelas
4. A Roda das Oito Portas
5. O ajuste exterior do Ch'i.
6. O ajuste interior do Ch'i.
7. Outros

OS TRES SEGREDOS

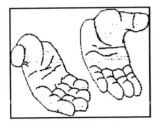

1 - mudra

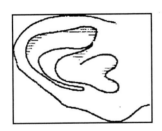

1 - mantra

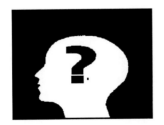

1 - sutra

Os Três Segredos

Este ritual místico reforça qualquer solução adotada e também qualquer outro ritual aplicado previamente. O ritual dos três segredos combina três elementos: corpo, alma e mente.

1. Corpo. O ritual do corpo usa gestos ou mudras que consistem em posições concretas das mãos ou do corpo. Dar-se as mãos é um exemplo de mudra que expressa sentimentos de amizade. O Mudra da Paz é uma posição de mão que acalma o coração e a mente. Este Mudra é feito colocando a mão esquerda sobre a direita, suavemente com os polegares se tocando à altura do plexo solar.

2. Palavra. O poder da palavra contido nos mantras fortalece a essência das emanações do Ch'i. Os mantras mais usuais são: As Seis Palavras Verdadeiras: *Om Ma Ni Pad Me Hum* e o mantra do Coração: *Caté-Caté, Poro - Caté, Poro-Som-Caté, Bodé-Sojá.*

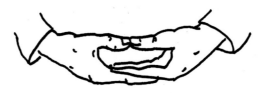

Mudra da Paz

3. Mente. Mais importante que os mudras e os mantras é a mente. O estado de consciência, a intenção sincera e a pureza do pensamento são o que estabelece o contato íntimo com a forma criadora do Ch'i.

Podem também ser usados outros Mudras (posições de mãos e do corpo) e outros Mantras. Outro Mudra usado é o Mudra da Libertação.

Este Mudra é feito unindo os dedos do meio e indicador com o polegar. Quando o polegar estiver sustentando os dedos médio e indicador, soltá-los, abrindo a mão e pronunciando o mantra das Seis Palavras Verdadeiras, *Om Ma Ni Pad Me Hum*. Os homens com a mão esquerda, as mulheres com a mão direita.

Todo objeto dedicado a equilibrar uma área de atividade do Ba-Gua deve ser reforçado com os Três Segredos. Quando um espelho é instalado na porta de um banheiro, porque seu elemento água (água que drena) está afetando uma área da linha de fogo, a dita decoração deve ser reforçada com os Três Segredos; Quando colocamos uma planta viva, uma das adições menores da tradição, para reforçar qualquer atividade de nossas vidas, devemos sempre agregar a intenção através dos Três Segredos.

O Feng Shui é uma arte que se realiza passo a passo. O lar ou centro de trabalho é um universo de energias. O Ch'i reflete-se através das formas, as cores e as energias presentes. Poderíamos imaginar que este universo de energias é como uma gigantesca árvore de luz, com galhos, folhas, frutos, tronco e raízes. A árvore de energia deve ser mantida. O Feng Shui é a acupuntura do meio ambiente. O estudante e o praticante procederão a reforçar as áreas débeis e a manter o equilíbrio das forças, complementando suas manifestações para realizar a unidade da harmonia do Tao.

Para conseguir um maior resultado no método transcendental, podemos usar as horas mais propícias do dia, de acordo com a Astrologia Chinesa.

Depois de ter estudado um lugar e ter determinado os métodos a serem usados, deve-se selá-lo com o Traçado das Nove Estrelas.

Quando existam situações críticas que requeiram uma atenção especial, podemos usar outros métodos transcendentais.

Todos os métodos transcendentais devem ser selados com o uso dos "envelopes vermelhos."

O Traçado das Nove Estrelas

Este ajuste é o mais importante para limpar o lar e harmonizá-lo com bênçãos.

Recitar o mantra do Coração nove vezes: *CATÉ-CATÉ PORO-CATÉ PORO SOM -CATÉ BODÉ- SOJÁ*. Visualize seu corpo irradiando luz.

Movimente-se pela casa, física e mentalmente, segundo – Ba-Gua:

1. Família – Verde — Júpiter
2. Dinheiro – Roxo — Estrela Polar
3. Saúde – Amarelo — Saturno
4. Amigos – Cinza — Sol
5. Filhos - Branco — Vênus
6. Conhecimento – Azul — Estrela Deneb
7. Fama – Vermelho — Marte
8. Carreira – Negro — Mercúrio
9. Matrimônio - Rosa — Lua

À medida que a pessoa se movimenta através dos nove pontos deverá aplicar os Três Segredos: a posição mudra, a aptidão mental e o mantra do coração:

— Recite o mantra do Coração (*Caté-Caté Poro-Som-Caté Bode-Sojá*)
— Visualize todo seu corpo infundido de dez mil luzes.
— Movimente-se física e mentalmente pela casa começando no lado da família.
— Ao se movimentar através das nove estrelas, projete toda a luz que irradia do seu ser para as paredes, solos, tetos e móveis.

Este é um exercício pessoal que fortalece o Ch'i eliminado qualquer negatividade.

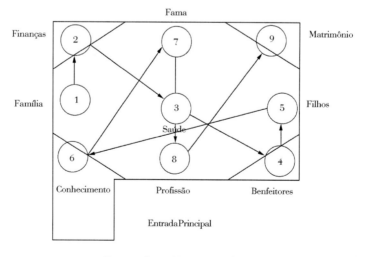

Traçando as Nove Estrelas

A Roda das Oito Portas

Outro método para ajustar o Ch'i de um lugar é o que se conhece como "A Roda das Oito Portas." É um método de visualização que consiste em imaginar duas rodas octogonais, uma fixa e outra em rotação constante ao redor do centro do lugar. A roda em movimento roda numa sucessão de oito situações: vida, acidente, imaginação, experiência, morte, medo, possibilidade e descanso. Destas situações, a vida é a melhor, a morte a menos desejada. A situação de descanso significa deixar que as coisas passem, o que pode ocasionar eventos adversos que talvez convertam o bom em mau. A imaginação é uma situação vinculada com a faculdade criativa onde os elementos negativos são transmutados em positivos, o Mau em bom. O ajuste consiste em trazer vida a todas as situações, transmutando toda a energia em luz, vida e amor.

Imagine dois octógonos, um fixo e outro rotativo. Quando entrar na casa ou no quarto, tente sentir com que sua situação coincida com a situação 'vida' da roda, na porta de entrada. Antes de dar o primeiro passo, sinta a energia do octógono. Se a situação de vida é a que impressiona

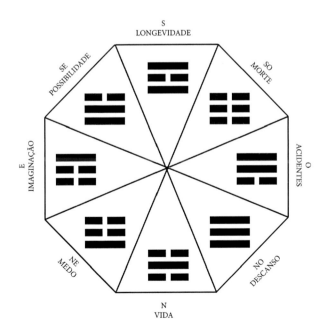

você, dê o passo. Depois visualize o resto das situações e movimente-se na direção da entrada, onde se encontra a situação vida. Outra forma de trazer vida a todas as situações é usar o Traçado das Nove Estrelas. Visualizando a situação de vida, movimentamos a situação família e começamos o traçado das nove estrelas, levando a luz, a vida e o amor a todas as situações do octógono através dos trigramas do Ba-Gua.

Ajustando o Ch'i externo

O ajuste do Ch'i externo, o Yu Wai, é um ritual que produz um renascimento próspero de um lugar. Segure um punhado de arroz na palma da mão e reforce com os Três Segredos. Espalhe-o ao redor do perímetro interior do edifício ou apartamento e depois jogue o resto na parte externa na casa, apartamento ou edifício. No exterior você pode movimentar-se na direção das esquinas do prédio ou propriedade, e lançar três punhados de arroz para o ar, visualizando que está alimentado a todos os espíritos negativos para que se afastem, depois pode lançar três punhados para a terra, visualizando um despertar da energia do lugar que leva ao desenvolvimento da prosperidade, a felicidade e a saúde. Reforce cada posição com os Três Segredos.

Ajustando o Ch'i interno

Quando a forma de uma casa ou apartamento é simétrica, pode-se utilizar o método transcendental "YuNei" ou ajuste do Ch'i interno. Desenhe o plano da casa, apartamento ou quarto. Conecte-o com uma linha a cada esquina oposta. O cruzar das linhas irá traçando um espaço central, que é um lugar especial e sagrado para o ambiente. Coloque um objeto de peso ou uma planta viva ali. Reforce com os Três Segredos.

A tradição do envelope vermelho

Cada vez que se compartilha informação do Feng Shui, devemos honrar a tradição. A forma de proceder determina a efetividade do intercâmbio de energia entre a pessoa que brinda a informação e aquela que a recebe.

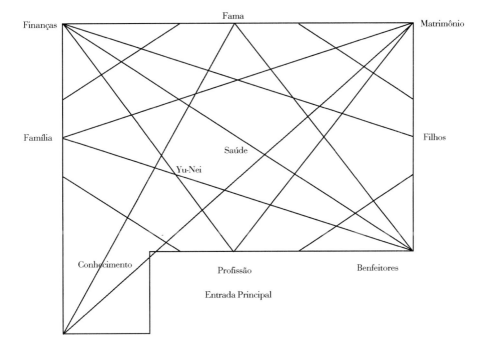

Yu-Nei

Os envelopes vermelhos devem ser novos. Quando a informação é pedida através do telefone ou outro meio de comunicação, antes de dá-la é necessário ter recebido o envelope vermelho.

O número de envelopes vermelhos é determinado com base na importância da informação e do número de recomendações. Para cada recomendação se pode pedir 1, 3, 9, 27 99 ou 108 envelopes vermelhos. Cada envelope deve ter algum dinheiro dentro.

Os números 1,3 e 9 simbolizam a unidade, a criação e a manifestação completa.

Para entregar a informação deve-se levar em conta a necessidade e a sinceridade da pessoa que a solicita. Quem precisar de informação sobre Feng Shui, deve solicitá-la. A pessoa deve entregar o envelope vermelho antes que a informação seja concedida.

O uso do envelope vermelho sela a informação que se está se compartilhando e mostra respeito pela tradição e pelo trabalho sagrado dos mestres que nos transmitiram os segredos do céu e da terra relacionados com a proteção do Ch'i.

Ao receber os envelopes vermelhos, essa noite deve-se dormir com eles embaixo do travesseiro fazendo previamente os Três Segredos. Na manhã seguinte, pode-se usar seu conteúdo para doação ou para uso no Feng Shui.

Se o leitor deseja utilizar o método transcendental é conveniente que honre antes a tradição do envelope vermelho enviado-o pelo correio, com uma doação, ao Templo de Lin Yun, 2959 Russell Street, Berkeley, Califórnia 94705, USA.

Soluções Transcendentais

(Recomendadas pelo Mestre Lin Yun)

Este tipo de solução pode criar polêmica em algumas pessoas, pois muitas vezes se encontrarão diante de ações até certo ponto inexplicáveis que, à primeira vista, podem parecer irracionais ou ilógicas, e até poderiam ser vistas como superstições sem sentido. No entanto recordemos que existem regiões no Universo onde as soluções transcendentais têm sua própria lógica não descoberta nem questionada, porém, aceita pela maioria das pessoas. Para obter resultados mais eficazes para nossas mudanças devemos usar mais a lógica transcendental, tentando superar nossos próprios preconceitos com um conhecimento que transcende aos limites do conhecido. Na realidade, este conhecimento está dentro de nós mesmos e se aprofundarmo-nos e procurarmos além dos nossos sentidos físicos encontraremos a verdade mística da solução transcendental.

O universo das realidades percebidas através de nossos sentidos físicos representa um sistema lógico. Quando nos referimos ao uso de métodos que transcendem à compreensão lógica das leis físicas, algumas mentes se preocupam. Lembremo-nos que o universo físico, suas leis e a compreensão lógica das mesmas nutrem-se e nascem de uma essência que provêm de uma região ilógica, cuja fonte encontra-se naquilo não-manifesto, não-existente e ilógico que é a essência divina do espírito.

Continuando, apresentamos algumas soluções transcendentais do Mestre Lin Yun, que podem servir para muitos problemas distintos.

Solução transcendental para a venda de uma casa.

O tempo melhor para praticar este método é entre as 11h e as 13h. Também pode ser praticado na hora propícia da pessoa, segundo a astrologia chinesa.
Método:

1. Entre as 11h e as 13h, pegar um artigo pequeno da cozinha ou da casa (pode-se também escolher a hora propícia, segundo a Astrologia Chinesa) como a maçaneta de uma porta, um parafuso, ou pedaço de cimento, etc...
2. Dentro do tempo mencionado (se possível), vá a um lugar onde flua água (um rio, um riacho ou o mar).
3. Jogue o objeto da cozinha ou da casa na água.
4. Visualize que o objeto representa sua casa e que se afasta de você.
5. Então visualize o dono novo se aproximando e alcançando o objeto.
6. Visualize o objeto e o dono novo feliz e contente, ambos movendo-se com a corrente e realizando a mudança. Sinta como a casa muda de mãos.
7. É tempo de refletir sobre algum tipo de apego à casa. Tome um momento e escute cuidadosamente. Este pode ser um momento de grande discernimento e clareza. Talvez aprenda que mudanças a casa necessita para melhorar sua aparência.
8. Reforce com os Três Segredos
9. Afaste-se do lugar sem olhar para trás.

Importante:
Não mencione este método transcendental para ninguém, até depois que a casa tenha sido vendida.
Reponha o objeto que tirou da cozinha **depois que a casa for vendida** e antes que o novo dono receba as chaves.
Pode usar o madra da bênção para debilitar qualquer obstáculo que estiver impactando a transação de venda.

Se compartilhar com outros esta informação, ou qualquer das seguintes, deve honrar a tradição do envelope vermelho.

A concepção de um filho – Método Transcendental

Este ritual é realizado quando um casal deseja ter um filho. São necessários os seguintes artigos:

1. Nove sementes de loto
2. Nove amendoins
3. Nove tâmaras secas
4. Nove nozes de lichia
5. Um prato profundo

Proceda da seguinte forma:

1. Coloque as sementes, as tâmaras e as nozes no prato e encha-o de água até aproximadamente 75% da sua capacidade.
2. Exponha o recipiente, antes de deitar, ao céu, chamando a força criadora de Deus a infundir a água e a casa. Visualize que a Virgem da Misericórdia lhe traz um bebê saudável.
3. Coloque o recipiente com seu conteúdo embaixo da cama, diretamente embaixo do abdômen da mulher.
4. Reforce com os Três Segredos.
5. A cada manhã durante nove dias, mude a água, expondo o recipiente com água ao céu e convidando a força criadora de Deus à casa.
6. Depois dos nove dias, coloque a água numa planta e enterre as sementes da tâmara e as nozes na terra.
7. Coloque a planta perto da porta principal, dentro ou fora da casa e reforce com os Três Segredos.
8. Repita o processo descrito durante mais dois dias, usando duas plantas adicionais.
9. Coloque a segunda planta na sala, perto da entrada e a terceira planta no quarto principal, no lugar que corresponde à atividade dos Filhos. Não mexa na cama nem tire a poeira embaixo dela durante todo este tempo.

A. Claridade mental
1. Consiga 2 espelhos redondos entre 7 e 9 cm de diâmetro.

2. Coloque um dos espelhos ao sol durante um total de 24 horas. Exponha o outro espelho à luz da lua durante um total de 24 horas.

3. Cole os dois espelhos e depois coloque-os embaixo do seu travesseiro e durma sobre eles durante 27 noites.

4. Cada manhã repita nove vezes o mantra do coração: *Gatay, Gatay, Boro Som Gatay, Godhi So Po He*. Depois limpe o espelho, visualizando que está limpando seu problema.

5. Reforce com os Três Segredos:
    a. Posição do Mudra da Paz Mental
    b. Mantra: *Gate-Gate, Para-Sam-Gate, Bodhi-Sawana*. (Repetir 9 vezes)
    c. Visualize claridade. Repita as Seis Palavras Verdadeiras 9 vezes: *Om Ma Ni Pad Me Hum*.

6. Por último, execute com suas mãos o mudra de sacudir e soltar.

B. Realização

1. Pratique o seguinte exercício de respiração, sendo consciente de que ao inalar está respirando a energia sã e criadora do universo, e ao exalar está liberando energia negativa acumulada no seu corpo, ou o problema que está lhe preocupando.

2. Tome uma inalação profunda. Exale pela boca oito vezes, como se estivesse soprando. A nona exalação deve ser longa, liberando o resto do oxigênio que lhe restava.

3. Pratique o exercício 9 vezes consecutivas cada dia, num total de 9 a 27 dias consecutivos.

C. Criação

1. Durante 9 ou 27 dias deverá conhecer 9 pessoas e durante esse tempo não deverá julgar ninguém, nem falar Mau de ninguém, mantendo sempre pensamentos positivos.
2. Praticar este exercício durante 9 ou 27 dias.

Exercício das seis palavras verdadeiras

1. Fazer uma inalação profunda, enchendo os pulmões nas partes baixas e exalar em nove vezes alongando a última exalação.

2. Fazer uma inalação profunda, visualizando o mantra das Seis Palavras Verdadeiras (*Om, Ma, Ni, Pad, Me, Hum*) com suas cores correspondentes em cada parte correspondente do corpo.
3. Repetir o mantra das Seis Palavras 3 vezes.

Este exercício pode ser usado quando a pessoa se sente cansada e seus níveis de energia estão baixos.

As Três Harmonias

As três harmonias constituem um dos métodos mais avançados no uso das linhas da harmonia do Ba-Gua. Representam as linhas de um triangulo e estão baseadas na relação harmoniosa das terças ou trígones.

O método transcendental das quatro fitas vermelhas para a proteção do matrimônio

Este método é um exemplo do uso das três harmonias. Se um matrimônio requer ajuda e existem situações difíceis devido a discussões e diferenças de opinião, pode-se tratar de usar as quatro fitas vermelhas. Consiga um metro de fita vermelha e corte-a em quatro peças de 25 cm de comprimento cada uma. Cole cada uma destas fitas na parte de cima dos símbolos do Ba-Gua, nos seguintes trigramas:

1) Ch'ien, (benfeitores)
2) Khan (Carreira, profissão),
3) Chen (Família) e 4) Sun, (finanças).

Ao colar cada uma das fitas, reforce-as com os Três Segredos.
Pendure o Ba-Gua num lugar afastado, na área do matrimônio. Não é necessário que o Ba-Gua esteja visível.
Este método pode ser usado também para o resto das atividades.
Todos os trigramas do Ba-Gua ressoam através de trinos ou aspectos das três harmonias. A figura das três harmonias mostra quatro triângulos. Seus lados conectam os trigramas que estão associados. Esta relação implica que quando existe uma condição negativa, debilidade ou conflito numa

área, pode-se obter ajuda pela intenção, ajustes e arranjos procedentes das áreas conectadas com ela pelas três harmonias.

A área do matrimônio (Kun) recebe ajuda através das três harmonias, das áreas dos benfeitores (Ch'ien), carreira e profissão (Khan) e família (Chen).

Isto implica também em que se estas áreas (benfeitores, profissão e família) estão com problemas e não são reforçadas devidamente, podem afetar as relações pessoais das pessoas que vivem na casa.

As correspondências entre os trigramas, em relação com as três harmonias são as seguintes:

Trigrama	Correspondência das Três Harmonias
Matrimônio	Benfeitores, profissão, família e finanças
Filhos	Conhecimento e finanças (Colocar duas fitas por trigrama)
Benfeitores	Conhecimento, família, fama e matrimônio
Profissão	Finanças e matrimônio (2 fitas por trigrama)
Conhecimento	Finanças, fama, filhos e benfeitores
Família	Matrimônio e benfeitores (2 fitas por trigrama)
Finanças	Matrimônio, filhos, profissão e conhecimento
Fama	Benfeitores e conhecimento

Selando as portas

Este método transcendental é utilizado quando vai haver uma mudança para um lugar que tenha sido ocupado antes por outras pessoas, especialmente para limpar o ambiente de emanações e situações de origem desconhecida e caráter adverso. Recomenda-se seu uso ao mudar-se para uma casa, ou negócio, quando a história do lugar é desconhecida ou adversa.

Para selar as sete portas são necessárias 9 gramas de zinabre (ju-sha) que são misturados com um licor de 45 graus num pequeno prato fundo de vidro.

Deposite o zinabre no prato e com um conta-gotas, coloque 99 gotas, ou um número de gotas igual a sua idade, mais um. À medida que vai deixando cair cada gota, pronuncie o mantra das Seis Palavras Verdadeiras.

Quando terminar, mexa a mistura, os homens com o dedo do meio da mão direita, as mulheres com o dedo médio da mão esquerda.

Enquanto estiver mexendo a mistura, pronuncie também o mantra das Seis Palavras Verdadeiras.

Tome o prato com a mistura e marque todas as portas da casa por dentro. A marca deve ser feita com o dedo médio, molhado com a solução. Cada porta é marcada no centro superior, e em três pontos do lado por onde abre. Marcar todas as portas incluindo a entrada principal, as dos quartos e a porta da garagem. Reforce cada marca com os Três Segredos, usando o mudra da Liberação. As mulheres marcarão com o dedo médio da mão esquerda e farão o mudra com a mão direita. Os homens marcarão com o dedo médio da mão direita e farão o mudra com a mão esquerda. Marque também no centro, embaixo das camas e mesas de trabalho e nas áreas que correspondam à fama, saúde e profissão. Na cozinha, marque o centro de cada boca do fogão.

A meditação do sutra do coração

Esta é uma meditação para elevar e fortificar o Ch'i e para harmonizar os ritmos do corpo para uma boa saúde física e mental. Pode ser feito sentado ou reclinado na cama. Na posição do mudra do coração, pronuncie o mantra do coração (*Caté Caté, Poro Caté, Poro Som Caté, Bode Sojá*) nove vezes.

Imagine um silêncio absoluto. Deste silêncio, de longe, você começa a escutar um som que vai se aproximando lentamente. O som é como um zumbido "humm", que vai aumentando de intensidade pouco a pouco. Ao se fazer mais audível, visualizamos uma pequena esfera branca, vibrante e luminosa, que é o emissor do som. Esta esfera branca situa-se em frente à área do "dan-tien", a uns sete centímetros abaixo do umbigo aproximadamente. Depois a esfera de luz começa a dar voltas horizontalmente ao redor do corpo, na direção horária, dando um total de nove voltas. Depois, movimenta-se em espiral, ao redor do corpo em direção à cabeça, continuando seu movimento pela coluna vertebral para baixo e indo de novo para a área do "dan-tein". Depois de estacionar-se frente ao "dan-tein" dá três voltas ao redor do corpo, horizontalmente. Simultaneamente às voltas, a esfera branca começa a mudar de cor. À medida que vai trasladando-se para o terceiro olho, vai mudando para vermelho, laranja, amarelo, verde, azul, índigo e violeta. Ao localizar-se frente ao terceiro olho, a bola de luz violeta ressoa com a energia do nosso ser e começa a mudar sua cor violeta para índigo, azul, verde, amarelo, laranja e finalmente vermelho.

Visualize que seu Ch'i sai do seu corpo e se integra à bola de luz vermelha. A esfera de luz vermelha se afasta com seu Ch'i e se eleva, viaja para o universo infinito, para a presença de uma entidade espiritual superior. Quando sua energia estiver frente a essa presença divina, pronuncie o mantra das Seis Palavras Verdadeiras para purificar sua luz. Visualize que a esfera de luz entra através do terceiro olho desse ser de luz (Buda, Cristo, Deus) na direção das profundidades do eterno amor da divindade. Imagine que o Ch'i se expande até o infinito do corpo de luz, de tal maneira que seu Ch'i e a luz do ser divino se integram numa mesma luz. Sinta-se um com Deus. A compaixão infinita, a sabedoria eterna e o amor inundam sua consciência. É uma só e mesma essência. Visualize agora a sensação de um fogo queimando seus olhos, seu nariz, seus ouvidos, sua língua e seu corpo inteiro. Nada fica, exceto o corpo de luz. Visualize agora uma loto de oito pétalas abrindo-se no seu coração. Dentro da loto há duas luzes. Uma vermelha e a outra branca. Em baixo dos seus pés há duas flores de loto e você está sentado dentro de uma delas que tem oito pétalas. A luz vermelha encontra-se no seu coração enquanto a esfera de luz branca irradia luz para todo seu corpo. Visualize a luz branca irradiando do seu corpo para todo o universo e todas as dimensões e domínios dos seis reinos dos seres. Os seis reinos são: céu, o reino dos deuses zelosos, os seres humanos, os animais, os fantasmas famintos e o inferno. À medida que a luz aumenta em transparência e pureza, ela vai liberando de ataduras e de sofrimentos todos os seres aflitos para que também deles irradie a luz infinita da sabedoria e do amor e para que, em seu momento, se reflita em nós. Envie a luz infinita a todos os seus familiares, amigos, vizinhos e conhecidos, enviando-lhes bênçãos, qualquer que seja o lugar onde se encontrem. Envie a luz infinita a todos os seres do universo e a todas as espécies animais. Termine esta meditação com o Mudra e o Mantra do coração, repetindo-os nove vezes.

Meditação solar do Buda

Esta é uma meditação excelente e básica, tanto para ajustar o Ch'i antes de realizar um trabalho de Feng Shui, quanto para ter boa saúde e prosperidade. Melhorará sua vida diminuindo a pressão das preocupações diárias, os problemas e as tensões, limpando com luz as sombras das restrições geradas pela família, pelas amizades e pela sociedade.

1. Posição: Em pé dirigido ao sol, com os braços estendidos para cima sobre sua cabeça e as palmas das mãos olhando para cima. A cabeça erguida e os pés separados.
2. Visualize a luz do sol entrando pelo seu corpo através de três pontos: o centro da sua testa e as palmas das suas mãos. Sinta que a luz do sol recorre todo seu corpo e sai através dos seus pés para a terra. Respire profundamente e pronuncie o mantra das Seis Palavras nove vezes. Repita este procedimento três vezes.
3. Visualize a luz do sol entrando de novo pelos três pontos citados: testa e palmas das mãos. A luz atua como no passo 2, porém ao chegar aos pés, regressa de novo para cima, passando por todo o corpo e saindo pelos três pontos pelos quais anteriormente entrou: testa e palmas das mãos, projetando-se na direção do Sol. Respire profundamente e pronuncie o mantra das Seis Palavras Verdadeiras nove vezes. Repita este procedimento três vezes.
4. Visualize a luz solar penetrando de novo pela sua testa e as palmas das mãos. A luz solar, cálida, tonificante e resplandecente passa por todo seu corpo, em direção aos pés. Ao chegar aos pés começa a circular para cima em forma de espiral. O movimento é parecido àquele que se dá numa escada em caracol, em direção horária. Visualize que, à medida que vai subindo com este movimento em espiral, a luz solar envolve a cada uma das suas células, vasos capilares, veias, tecidos, sangue, músculos, ossos e órgãos. Sinta que a luz e o calor solar vão limpando todo seu corpo e aliviando qualquer parte aflita pela doença. Visualize que a espiral de luz vai saindo através da sua testa e as palmas das suas mãos para cima, na direção do Sol. Respire profundamente e pronuncie o mantra das Seis Palavras Verdadeiras nove vezes. Repita este procedimento três vezes.

Nota: Se necessário, descanse seus braços entre cada um dos procedimentos.

Para conseguir um melhor resultado repita esta meditação 9 vezes por dia durante 9 dias.

Exercício da prosperidade

Para muitas pessoas é difícil estabelecer uma posição financeira confortável na vida. Trabalham durante anos sem encontrar a forma de acumular riqueza, pois sempre suas despesas são maiores do que aquilo que ganham. Semana após semana, mês após mês, e anos após ano não conseguem estabelecer uma dinâmica econômica positiva. Em alguns casos podem economizar uma certa quantidade de dinheiro, porém subitamente algum imprevisto acontece e se vêem na necessidade de gastar o dinheiro.

Com o tempo, a pessoa, através da auto-sugestão, vai se programando a um nível tal que ela mesma, com sua própria atitude mental, começa a bloquear a chegada da prosperidade na sua vida e esta barreira ou programação vai se intensificando cada vez mais à medida que o tempo passa.

O exercício seguinte está destinado a clarear a mente e reforçar a atividade de nossas vidas que está relacionada com o aspecto econômico. Ele deve ser realizado tanto quando diante de dificuldades financeiras quanto nos bons tempos, para manter e melhorar a posição alcançada.

Um dos princípios universais ensinados no Feng Shui é aprender a pagar a si próprio, antes de pagar aos outros.

Materiais necessários:
– Um pedaço de tecido quadrado, de cor vermelha, de 30 cm X 30 cm.
– Dois espelhos circulares de 20 cm de diâmetro.
– Um pedaço de papel circular e vermelho, com 10 a 15 cm de diâmetro.
– Uma pena de tinta preta, nova, ainda não usada.
– Um cofre ou vasilha de vidro com uma abertura na tampa.

Preparo inicial:
– Inale profundamente e com a pena preta escreva num dos lados do papel vermelho: "Caixa de Tesouro."
– Exale e depois de inspirar profundamente de novo, escreva seu nome no outro lado do papel.
– Cole o papel num lado da vasilha ou cofre, com o lado onde escreveu "Caixa do Tesouro" olhando para fora.

Exercício diário:
– Selecione uma moeda de qualquer valor, como a moeda do seu exercício.

– Todo dia, durante 27 dias consecutivos, separe todas as moedas do valor selecionado e não as gaste.
– Toda noite, antes de deitar, deposite as moedas separadas no cofre.

Localização da Caixa do Tesouro:

A Caixa do Tesouro deve ser colocada embaixo da cama na qual você dorme, em linha com as mãos, quando os braços estão estendidos ao lado do corpo.

A Caixa do Tesouro deve ser colocada da seguinte forma:

1. Um espelho olhando para cima.
2. Em cima do espelho, um pedaço de tecido vermelho.
3. Em cima, a Caixa do Tesouro.
4. Em cima, um espelho olhando para baixo.

Deste modo, o Cofre do Tesouro estará entre os dois espelhos. O espelho inferior estará coberto pelo tecido vermelho.

Este exercício deve ser realizado durante 27 dias consecutivos. Se um dia você esquecer de guardar as moedas, deverá começar o exercício novamente desde o princípio. Se começar novamente, é conveniente comprar uma vasilha e uma pena novas, e escrever de novo seu nome no pedaço de papel vermelho. Pode usar os mesmos espelhos e o mesmo tecido vermelho.

Cada dia, depois de guardar as moedas e colocar a vasilha ou cofre embaixo da cama, reforce com os Três Segredos.

Se algum dia não receber moedas do valor selecionado, faça o exercício dos Três Segredos e continue no dia seguinte.

Método Transcendental para selar o banheiro

São necessários aproximadamente 9 gramas de zinabre, uma garrafinha de licor de 45 graus de teor de álcool, um recipiente para misturar os ingredientes mencionados e um conta-gotas para colocar gotas de licor no recipiente.

Proceda da seguinte forma:

1. Respire profundo, pronuncie o mantra do Coração nove vezes, enquanto faz o Mudra da Paz:

Caté Caté , Poro Caté , Poro Som Caté , Bode Sojá

Para realizar o Mudra da Paz coloca-se a palma da mão direita para cima, perto do plexo solar. A palma da mão esquerda é colocada em cima da mão direita, aberta e descansando sobre esta. Junte os dedos polegares fazendo com que se toquem levemente. Sustente as mãos nesta posição de reverência, em frente ao plexo solar.

Depois de pronunciar o mantra do Coração nove vezes, proceda da seguinte forma:

1. Misture o zinabre e o licor. Coloque o zinabre no recipiente. Com o conta-gotas cheio de licor de alto teor de álcool, deixe cair um número de gotas de licor igual à sua idade mais uma, ou igual a sua idade mais a idade de todos os membros da família que vive na casa mais uma gota, ou deixe cair 99 ou 108 gotas.

2. Misture o zinabre e o licor usando o dedo médio, ou o dedo do coração. Os homens devem usar o dedo médio da mão direita, e as mulheres o da mão esquerda. Enquanto faz a mistura, recite ou cante as Seis Palavras Verdadeiras: Om Ma Ni Pad Me Hum.

3. Verta a mistura no vaso do banheiro. Enquanto derrama a mistura, reforce com a intenção dos três segredos. Cantando as Seis Palavras Verdadeiras visualize que está selando toda possível drenagem do Ch'i positivo. Visualize que a luz infinita projetada através dos mestres espirituais da humanidade, manifesta uma energia de paz, de harmonia e de prosperidade na casa ou negócio. Visualize que a abundância física e espiritual do amor divino inunda seu espaço. Depois de terminar, visualize que com suas intenções está selando toda possibilidade de que a água que é drenada tenha algum efeito negativo.

4. Encha o recipiente com água e verta o conteúdo em cada uma das drenagens da casa, incluindo outros banheiros, pias, e drenagens do solo ou do quintal. Enquanto derrama o conteúdo em cada drenagem vá cantando o mantra das Seis Palavras Verdadeiras. Tente estimar a quantidade a ser derramada em cada drenagem, dividindo o líquido pela quantidade de drenagens a selar.

5. Lave as mãos. Depois de completar este método, tenha cuidado com o pó do zinabre. Se sobrar, guarde-o longe de crianças e animais.

Ativação do poder espiritual com a meditação dos oito trigramas

Usar o mudra do Coração, recitar 9 vezes o mantra da Paz e visualizar que tudo o que nos rodeia dissolve-se no nada.
Mantra: *Cate Cate, Poro Cate, Poro Som Cate, Bode Soja.*

Lado do trigrama "Chen" do Ba-Gua

1. Visualize que você se encontra na entrada da sua casa ou do seu quarto, e que seu ser está infundido e cheio de luz. Visualize em seu Dan Tien (7 cm abaixo do seu umbigo) uma pequena esfera de luz branca. A esfera vai mudando da cor branca para a cor dourada e vai se movendo para cima até situar-se perto dos seus olhos, onde se divide em três esferas menores de cor dourada, duas delas são colocadas diante dos seus olhos e a terceira esfera localizada entre as sobrancelhas, na área do terceiro olho. Visualize as 3 esferas douradas, projetando raios dourados de luz na direção da parede correspondente ao trigrama "Chen". Visualize os três raios na parede gravando a palavra "Chen" ou o símbolo do trigrama "Chen". Os caracteres são dourados.
2. Visualize um imortal vestido com uma túnica verde chinesa mostrando o símbolo do trigrama "Chen" em cor dourada brilhante no centro do peito. O imortal aproxima-se de nós trazendo bençãos para nossa família, dando-nos saúde e fortuna.
3. O imortal regressa à parede de "Chen" e desaparece.

Esquina do trigrama "Sun" no Ba-Gua

1. Siga os mesmos passos mencionados anteriormente, visualize 3 raios emanando das esferas douradas para a esquina do trigrama "Sun".

Visualize os três raios na esquina gravando a palavra "Sun" ou o símbolo do trigrama "Sun". Os caracteres ou linhas são dourados.

2. Visualize um imortal vestido com uma túnica chinesa de cor roxa com a insígnia "Sun" em dourado brilhante sobre o peito. O imortal se aproxima de você e lhe entrega presentes preciosos, dinheiro e tesouros. Bendiz a você e à sua família para que se fortaleça a atividade econômica na casa e no negócio.

3. O imortal regressa à esquina de "Sun" e desaparece.

Lado do trigrama "Li" do Ba-Gua

1. Visualize os 3 raios emanando das esferas, gravando em dourado brilhante a palavra "li" ou o símbolo do trigrama "Li". Os caracteres ou linhas são dourados.

2. Visualize um imortal vestido com uma túnica chinesa vermelha, com o símbolo do trigrama "Li" em dourado brilhante. O imortal se aproxima e bendiz o caminho do progresso, para que nossas aspirações se transformem em realidades e para que nossa fama e reputação se fortaleçam. Visualize sua reputação expandindo-se.

3. O imortal regressa à parede de "Li" e desaparece.

Esquina do trigrama "Kun"

1. Visualize os 3 raios emanando das esferas douradas em direção à posição do trigramam "Kun", gravando em luz brilhante a palavra "Kun" ou o símbolo do trigrama "Kun". Os caracteres ou as linhas sempre são dourados. Visualize um imortal vestido com uma túnica chinesa cor rosa, com o símbolo de "Kun". O imortal se aproxima e bendiz a nossa mãe e irmãs. Também bendiz a energia das associações, as relações e o matrimônio. Qualquer dificuldade ou desarmonia existente nesta área é eliminada pela luz do imortal, para que todos os problemas e dificuldades se resolvam manifestando-se uma vida mais feliz. Visualize que todos os problemas e dificuldades desapareçam. Se você é solteiro ou solteira e deseja se casar, visualize o matrimônio com seu par ideal.

2. O imortal regressa a esquina de "Kun" e desaparece.

Lado do trigrama "Tui"

1. Visualize um imortal com uma túnica com a insígnia brilhante do trigrama "Tui" ou do símbolo "Tui" aparecendo na parede. O imortal ativa o "terceiro olho" dos filhos pedindo por sua segurança, sua saúde e pela saúde na carreira ou na profissão.
2. O imortal regressa à parede "Tui" e desaparece.

Esquina do trigrma "Ch'ien"

1. Visualize os 3 raios dourados irradiando das três esferas em direção à esquina de "Ch'ien", gravando a palavra "Ch'ien" ou o símbolo do trigrama "Ch'ien". Os caracteres ou linhas são dourados.
2. Visualize um imortal vestido com uma túnica cinza e com a insígnia "Ch'ien" em dourado brilhante aparecendo na parede. O imortal vem com bênçãos para resolver os problemas que estão enfrentando seu esposo, seu pai ou seus irmãos.
3. Depois de oferecer sua bênção, retire-se para a esquina de onde veio e desapareça.

Lado do trigrama "Kan"

1. Visualize os 3 raios que formam as letras "Kan" ou o desenho do trigrama na parede correspondente a este lado do Ba-Gua, sempre na cor dourada.
2. Visualize um imortal vestido com uma túnica negra com a insígnia do símbolo "Kan" na cor dourada brilhante no peito, que surge desta parede. Aproxima-se majestosamente e fazendo o mudra da bênção traz proteção contra toda dificuldade e toda obstrução na carreira ou profissão dos que habitam na casa.
3. O imortal volta à parede da posição "Kan" e desaparece.

Esquina do trigrama "Ken"

1. Visualize os 3 raios de luz dourada irradiando desde as três esferas, gravando a palavra "Ken" ou desenhando o símbolo do trigrama

"Ken" na esquina que lhe corresponde, com caracteres ou linhas de cor dourada.

2. Visualize um imortal vestido com uma túnica chinesa de cor azul, com a insígnia do trigrama "Ken" em cor dourada sobre seu peito. O imortal se aproxima e nos transmite sua força espiritual ou Ch'i, para estimular a abertura do terceiro olho, de forma a atrair mais claridade para nossas mentes e ampliar nossa capacidade para o novo conhecimento, o que nos ajudará a cultivar os mais elevados ideais da humanidade.

3. O imortal regressa à esquina da posição "Ken" e desaparece.

O Tai Ch'i

Visualize o símbolo do "Tai Ch'i" ou "Yang -Yin" aparecendo no centro da habitação. O centro da habitação é o centro de todos os trigramas do Ba-Gua e da força criadora universal ou Ch'i. Visualize-se também no centro da habitação. Mantenha a mente um momento em silêncio. Visualize os oito trigramas ao redor do centro e os oito imortais aparecendo, cada um na sua respectiva posição. Agora, todos unidos em meditação pedem pela iluminação das nossas vidas, para que alcancemos uma maior compreensão das leis de Deus. Visualize raios de luz emanando de cada imortal, suas respectivas cores, iluminando nossas mentes para que adquiram uma maior compreensão, tolerância e compaixão. Sinta o calor da esfera de luz infinita que nos envolve irradiando desde o centro do nosso ser, desde a chama eterna do amor que brilha na chispa divina em nosso coração. Agora, meditemos por um instante sobre a transcendência do momento. Visualize uma esfera de luz infinita, transparente e brilhante abrindo-se como uma flor desde o centro do seu coração e irradiando seus raios em direção ao infinito. Esta luz irradia-se para seus familiares, amigos, casa, escritório e para todo o universo. No seu coração peça um desejo a Deus. Recite as Seis Palavras Verdadeiras. Visualize a luz transformando-se em bênçãos. Os imortais vão desaparecendo lentamente nas suas posições respectivas.

O Método das moedas I Ching do Mestre Lin Yun

Materiais: Livro do I Ching
6 moedas, uma diferente das demais.

Procedimento:

– Começar com os Três Segredos, o mudra da Paz e o mantra do Coração. Recite o mantra do Coração 9 ou 20 vezes para relaxar a mente e o coração. Visualize uma luz pura que o envolve.
– Olhe para o céu e deixe que seu olhar se perca na distância.
– Respire profundo, inalando lentamente em nove partes, pelo nariz. Ponha-se em contato com o Deus do seu coração, sentindo-o com você. Mantenha-se atento a qualquer outra impressão que possa aparecer no olho da sua mente.
– Tente sentir as imagens, os sentimentos e as experiências conectadas com a pergunta que quer fazer. Peça sinceramente ajuda, guia e inspiração para encontrar a solução ou alternativa que precisa. Escreva seu pedido num papel e faça-o mentalmente.
– Segure as 6 moedas nas palmas das mão e mova-as 9 vezes.
– Coloque as moedas uma sobre a outra, na forma de uma coluna, numa das mãos e comece a colocá-las sobre a mesa, começando pela que se encontra mais abaixo. Coloque-as em linha, de baixo para cima, até formar um hexagrama. Note em que posição cai a moeda que é diferente das demais.
– Determine o hexagrama lendo os valores de Yin e Yang, de acordo com a cara de cada moeda (designando a uma das caras o valor Yin e a outra o valor Yang). No caso de serem utilizadas moedas chinesas, a cara com quatro símbolos representa o Yang e a cara com dois símbolos o Yin.
– Leia no I Ching a linha e o comentário correspondente.
– Se desejar outro guia ou conselho adicional sobre as consequências que pode ter sua ação, use a posição da moeda diferente para criar outro hexagrama, e leia no livro o comentário correspondente.

Fortificando o Ch'i pessoal

Este método transcendental afasta as influências negativas e a má sorte e fortifica a força criadora ou Ch'i.

É necessário dispor de um envelope de zinabre, um pouco de licor de 45 graus de teor alcoólico e um conta-gotas.

– Os homens depositarão o zinabre na palma da sua mão esquerda, mantendo-o enquanto fazem o mudra da libertação, as mulheres farão o mudra e devem segurar o zinabre na mão direita.

– Usando o conta-gotas, deixar cair sobre o zinabre um número de gotas de licor igual à idade da pessoa mais uma. Com cada gota, pronunciar o mantra *Om Ma Ni Pad Me Hum*.

– Molhar o dedo médio da mão livre na mistura e marcar o pé esquerdo, pronunciando "OM", e visualizando a cor branca, infinita e pura da energia Ch'i fluindo desde o pé esquerdo para cima do corpo, abrindo o canal da nossa faculdade imaginativa e criativa. Molhar de novo o dedo médio e marcar o pé direito, pronunciando "MA" visualizando agora a energia Ch'i de cor vermelha no seu fluir para cima do corpo, infundindo-o com o poder da vontade divina.

– Molhar o dedo médio da mão livre na mistura e marcar a mão esquerda, pronunciando "NI", e visualizando a cor amarela da energia Ch'i, que inunda o corpo com sua luz e fortalece os rítmos, a harmonia e a saúde física e mental.

– Molhar o dedo médio da mão livre na mistura e marcar a mão direita, pronunciando "PAD" e visualizando a cor verde, sentindo o poder vitalizante do reflexo da luz do Ch'i, que através do tempo nos conecta ao passado e ao futuro, expandindo nossa consciência e preparando-a para um novo conhecimento.

– Molhar o dedo médio da mão livre na mistura e levá-lo ao centro do peito, na área do coração, pronunciando "ME" e visualizando a cor azul da energia Ch'i que irradia das profundidades do ser, inundando-o com um novo conhecimento procedente do espírito, da essência da vida depositada no coração.

– Terminar o exercício levando o dedo médio ao centro da testa pronunciando "HUM" e visualizando a cor negra que representa as profundidades do nosso ser. Visualize como a energia, irradiando desde a testa, vai abrindo uma porta que nos conduz para o universo interior.

Nota: Lavar as mãos cuidadosamente depois deste exercício.

Método transcendental para operações

As plantas podem ser usadas no método transcendental para garantir sucesso numa operação e uma recuperação rápida. Depois de pedir permissão ao paciente, colocar nove planta pequenas, alinhadas, entre a cama e a porta de entrada da habitação que ocupa. Reforçar com os Três Segredos, visualizando o sucesso da operação, sem complicações e uma recuperação rápida. Posteriormente, as nove plantas pequenas podem ser colocadas na janela para evitar tropeçar nelas.

Método transcendental para a saúde

Este método transcendental é conhecido como "Yu Nei" e é uma cura importante no Budismo Tântrico Tibetano.

Conecte cada esquina no quarto com o ponto médio da parede oposta. Conectar cada esquina com a esquina oposta. Ao traçar todas as linhas forma-se um polígono na área central (ver esquema da página). Coloque uma planta viva ou um móbile sonoro nesta área central. Reforce com os Três Segredos.

Método transcendental para as dores nas costas

Coloque nove peças de giz num prato que contenha um pouco de arroz sem cozinhar. Coloque o prato embaixo da cama, diretamente alinhado com a área dolorida das costas. Reforce com os Três Segredos.

Método transcendental para doenças do coração

Este método transcendental pode ser usado para doenças do coração, como complemento de qualquer tipo de tratamento médico.

Coloque nove cubos de gelo num prato de cor branca. Adicione uma colher de cristais de cânfora. Coloque o prato embaixo da cama, alinhado com a área onde descansa o coração. Reforce com os Três Segredos.

Método transcendental dos quatro cordéis

Este método transcendental é utilizado quando os problemas da vida são tantos que parecem impossíveis de resolver.

Em cada esquina da habitação, pendurar cordéis de cor vermelha, do teto ao piso. Cada um destes cordéis simboliza uma das quatro colunas lendárias que aguentavam o peso do mundo. Estes cordéis também simbolizam uma espécie de canal ou linha de comunicação que une a consciência universal, fonte de todo conhecimento e sabedoria, com a terra, invocando os poderes do universo para que iluminem a mente e intercedam na terra para eliminar todos os nossos problemas e dificuldades. No centro de cada cordel, amarrar um cordel pequeno, de 25 cm de comprimento. Estes cordéis menores representam o ser humano. Reforce com os Três Segredos.

Para solucionar assuntos legais

Para resolver situações legais e evitar litígios, durante as horas favoráveis do dia, de acordo com a astrologia chinesa, misturar num prato com água uma colher de chá de cristais de cânfora com nove cubos de gelo. Limpar a tampa do fogão com esta mistura de cânfora e gelo, durante 15 minutos. Reforçar com os Três Segredos. Repetir diariamente durante 9 dias.

Sempre que se compartilha qualquer informação transcendental deve-se honrar a tradição do envelope vermelho.

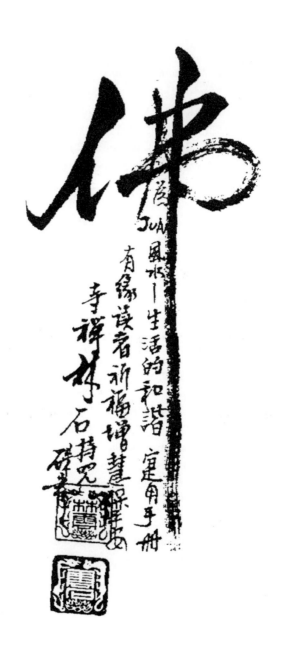

IV

FILOSOFIAS RELACIONADAS COM O FENG SHUI

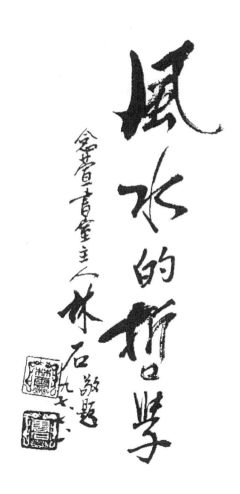

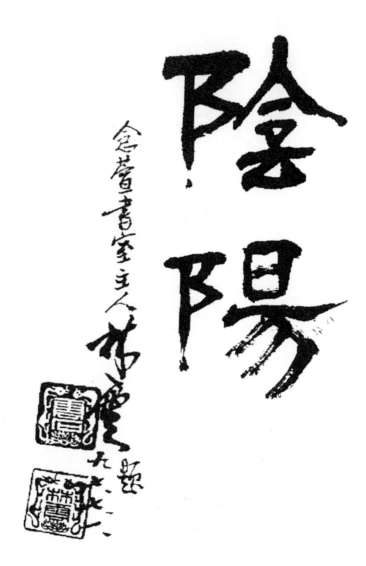

É Conveniente que o estudante de Feng Shui se familiarize com as seguintes teorias e filosofias:

1. O Yin e o Yang
2. O Too
3. O Ch'i
4. O I Ching e os Trigramas
5. A Teoria dos Cinco Elementos
6. A Teoria das Três Escolas das Cores
7. O Ba-Gua (As linhas e símbolos da harmonia)
8. Os Métodos da Tradição
9. Os Métodos Transcendentais

Yin e Yang

Toda manifestação no universo está acompanhada do princípio de polaridade. Toda energia e forma material incluem sempre a presença de polaridades de caráter positivo e de caráter negativo. A energia elétrica consiste de cargas positivas e negativas. O átomo consiste de um núcleo positivo e elétrons de carga negativa. Estas polaridades aparentemente opostas complementam-se. A célula viva é outro exemplo, consiste de um núcleo que mantém e guarda as memórias da sua própria estrutura e sistema (Yang), coberto por uma envoltura que resguarda e recebe a luz do seu centro (Yin). O sistema solar expressa o mesmo princípio em escala muito maior, o Sol desde seu centro vibrante e resplandecente irradia luz (Yang) enquanto os planetas (Yin) recebem essa energia e calor.

O Yin é escuro. O Yang é luminoso. O Yin é feminino. O Yang é masculino. O Yin é vazio. O Yang é cheio. A Terra é Yin, o Sol é Yang. As montanhas e os vales (expressando o atributo de passividade) são Yin, os rios e os lagos (expressando o atributo de movimento) são Yang. Nas montanhas e nos vales vivem os seres humanos (Yang) que constroem suas vivendas (Yin), onde vivem os homens (Yang) as mulheres (Yin). O Yin e o Yang criam a unidade do Tao.

O Yang emana desde o universo externo, e sua luz, de polaridade positiva e divina, irradia desde o infinito, desde as galáxias, desde as estrelas e desde o Sol.

O Yin emana desde o universo interior e sua essência de polaridade negativa e espiritual irradia desde o infinitesiMau, desde os centros rítmicos da vida, das sementes, dos planetas e da Terra.

O Yin e o Yang correspondem às quatro estações do ano. A Primavera corresponde ao Leste que é Yin e Yabg; o Verão corresponde ao Sul que é Yang; O Outono corresponde ao Oeste que é Yin e Yang; e o Inverno corresponde ao Norte que é Yin.

Alguns atributos do Yin e do Yang.	
Yin	Yang
Zero	Um
Nada	Todo
Lua	Sol
Curvo	Angular
Negativo	Positivo
Passivo	Ativo
Negro	Branco
InfinitesiMau	Infinito
Terra	Céu
Baixo	Alto
Brando	Duro
Subjetivo	Objetivo
Inconsciente	Consciente
Espiritual	Material
Elétron	Próton
Água	Vento
Casa	Família
Mulher	Homem
Mãe	Pai
Norte	Sul
Montanha	Água

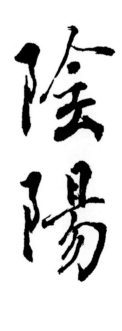

O Tao

A origem desta filosofia se perde nos primórdios da civilização Chinesa e está relacionada com sua dependência da natureza. O Tao é a fonte de toda existência. É a unidade nunca visível e desde onde tudo flui, expandindo-se em vibrações para manifestar os mundos e a natureza. Os aspectos opostos Yin e Yang, ao complementarem-se produzem a unidade do Tao.

A observação da natureza, suas formas, substâncias, cores e ciclos revelaram os princípios de sua manifestação e sua relação com o homem como elemento integral da evolução da vida em nosso planeta.

A terra é um reflexo do universo. Suas leis eternas e harmoniosas projetam-se nos distintos níveis da existência de acordo com princípios universais.

Um de tais princípios é o Principio da Dualidade ou Polaridade.

O lógico = "ru-shr" = é o externo, é Yang.

O ilógico = "chu-shr" = é transcendental, é Yin.

A força criadora universal – O Ch'i

O Ch'i é a força criadora universal, essência da manifestação da vida. Circula desde o centro da Terra, projeta-se desde o Sol, centro do nosso sistema estelar e desde o Universo. É a força que manifesta as montanhas sobre a face da Terra, dirige os rios, mantém os oceanos e o ritmo de tudo quanto existe na natureza. É fonte e guia da evolução dos reinos mineral, vegetal, aniMau e humano. O homem é um canal pelo qual circula esta força e possui a faculdade de ser consciente dela.

O Ch'i flui através dos meridianos da acupuntura no corpo humano; nos campos ele se expressa por meio de colheitas férteis, frutos, plantas, flores, bosques e prados. Na atmosfera e nos oceanos governa as mudanças climáticas e energéticas, percebidas através das correntes atmosféricas e marítimas. Entre as várias formas do Ch'i devemos mencionar o "Sheng Ch'i" e o "Ssu Ch'i". O Sheng Ch'i é ativo, positivo e energético. Sua força e potência manifestam-se a cada dia como Yang durante as horas do nascer do sol, isto é, da meia noite ao meio dia. O Ssu Ch'i é passivo, negativo e recuperador. Seu efeito se manifesta a cada dia como Yin, durante as horas do pôr do sol, isto é, do meio dia até a meia noite.

O Ch'i é também conhecido com outros nomes como: prana, nous, alento de vida (ruach), força vital, etc. Existem infinitos níveis de Ch'i, tanto na terra quanto no universo.

Os trigramas

Os trigramas são uma expressão simbólica das combinações básicas do Yin e do Yang. São combinações dos valores, em três unidades. São manifestações do princípio universal da dualidade, expresso pelos valores negativos e positivos Yin e Yang num espaço de três dimensões.

O número de combinações de dois valores em grupos de três é o equivalente ao número 2 elevado à terceira potência, isto é, 8 (2x2x2).

A tradição chinesa descreve a forma em que a mente de um grande filósofo, conhecido com o nome de Fu Hsi, concebeu a ideia dos trigramas. Enquanto meditava à margem de um lago, ao redor do ano 3000 A.C., observou o casco de uma tartaruga que saia lentamente da água. Fu Hsi notou que a superfície do casco tinha dois tipos de linhas, umas quebradas e outras contínuas. A visão destes símbolos iluminou sua mente, esclarecendo-lhe certas perguntas que ele e outros buscadores da verdade se

LI - FILHA DO MEIO   CHIEN - PAI   KHAN - FILHO DO MEIO

TWEI - FILHA MAIS NOVA   KUN - Mãe   KHEN - FILHO MAIS NOVO

SUN - FILHA MAIS VELHA   CHEN - FILHO MAIS VELHO

RELAÇÃO FAMILIAR DOS OITO TRIGRAMAS

faziam naquela época, perguntas relacionadas com o princípio da dualidade, o passar do dia e da noite, a existência do homem e da mulher, o Yang e o Yin. Naquele momento, Fu Hsi designou o valor de Yang à linha contínua e o valor de Yin à linha quebrada.

O desenvolvimento da teoria do Yin e do Yang em três dimensões resume-se na combinação máxima de 8 símbolos. Estes símbolos têm correspondências com diversas manifestações da natureza, como as direções cardeais, os elementos chineses, as cores, os planetas e as atividades da vida do ser humano.

Criação do Ba-Gua do primeiro céu

Fu Hsi elaborou os símbolos dos trigramas e os relacionou com um polígono de oito lados, ou octógono, que é conhecido como o Ba-Gua do Céu Antigo, ou "Ba-Gua do Fu Hsi". Ba-Gua significa "oito linhas ou símbolos".

No Ba-Gua os trigramas estão ordenados segundo o centro, isto é, como se o observador, nós, estivéssemos localizados no centro do octógono.

As linhas de harmonia do Ba-Gua têm sua origem no princípio universal da dualidade, Yin e Yang. O Yin e o Yang, combinando-se entre si se manifestaram em trigramas e hexagramas. Os trigramas usados no Ba-Gua evoluíram da seguinte forma:

Do princípio Universal da dualidade:

Yang   Yin

─────   ─ ─

Nasceram as combinações binárias que manifestaram os Quatro Pares Primários:

Yang Yang ───── ─────	Yin Yin ─ ─ ─ ─
───── ─ ─ Yang Yin	─ ─ ───── Yin Yang

Dos Quatro Pares Primários nasceram os Oito Trigramas, combinando os dois valores primários Yin e Yang, em grupos de três, em correspondência com as três dimensões de nosso universo físico.

Chen	Li	Kun	Ken	Dwei	Ch'ien	Kan	Sun

Estes símbolos foram colocados por Fu Hsi no que se conhece como o Ba-Gua de Fu Hsi ou Ba-Gua do Primeiro Céu, designando-lhes certas correspondências:

Ch'ien	Sun	Khan	Ken	Kun	Chen	Li	Dwei
Pai	Filha 1	Filho 2	Filho 3	Mãe	Filho 1	Filha 2	Filha 3
N	NO	O	SO	S	SE	E	NE
Yang	Yin	Yang	Yang	Yin	Yang	Yin	Yin

O Ba-Gua do primeiro céu representa o universo antes da manifestação das formas do mundo presente.

O Ba-Gua de Fu Hsi é aquele que usualmente se encontra nas tendas e estabelecimentos chineses. O poder deste Ba-Gua procede da harmonia dos seus símbolos. Se contarmos o número de linhas, perceberemos que a soma total de dois símbolos opostos é sempre 9. O número 9 é um número sagrado na filosofia chinesa. Representa a combinação perfeita, neste caso manifestada também pelos oito lados do Ba-Gua, mais o seu centro.

A colocação do Ba-Gua de Fu Hsi sobre a porta de entrada, olhando para fora, ajuda a equilibrar e harmonizar as energias e situações adversas na vida das pessoas que vivem na casa. Nestes casos se costuma colocar o trigrama "Ch'ien", isto é, o pai (e linhas) na parte superior. O trigrama "Kun", a mãe (6 linhas) encontra-se na parte inferior, oposto ao trigrama "Ch'ien". Se fosse necessário proteger também a porta de trás da casa ou do lugar de trabalho, poder-se-ia colocar dois Ba-Guas, um externo, com o trigrama Ch'ien, o pai, na parte superior e outro interno, do outro lado da parede, na mesma altitude aproximada que o externo. O Ba-Gua interno

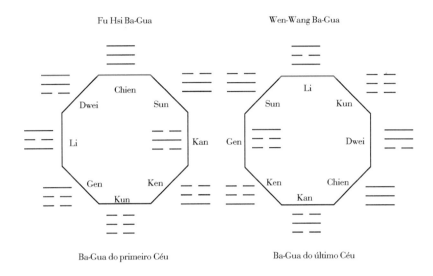

Ba-Gua do primeiro Céu   Ba-Gua do último Céu

deve ser localizado junto com o trigrama "Kun", a mãe, na parte superior e "Ch'ien", o pai, na inferior. O pai - Ch'ien – protege e harmoniza as energias que são projetadas de fora, a mãe – Kun – é a que nutre e transforma harmoniosamente as energias dentro da casa.

Criação do Ba-Gua do Último Céu

Muitos anos depois, outro filósofo chinês, Wen Wang, o fundador da Dinastia Chou, 1231-1135 a.C., modificou a posição dos símbolos no octógono, com a intenção de refletir a manifestação da força criadora em harmonia com natureza. Este Ba-Gua é conhecido pelo nome de Ba-Gua do último céu. Nele os trigramas se sucedem da seguinte maneira:

Ba-Gua de Wen Wang (Ba-Gua do útlimo Céu)							
Li	Kun	Dwei	Ch'ien	Khan	Ken	Chen	Sun
Filha 2	Mãe	Filha 3	Pai	Filho 2	Filho 3	Filho 1	Filho 1
S	SO	O	NO	N	NE	E	SE
Fogo	Terra	Metal	Metal	Água	Terra	Madeira	Madeira
Vermelho	Rosa	Branco	Cinza	Preto	Azul	Verde	Violeta
Yin	Yin	Yin	Yang	Yang	Yang	Yang	Yin

Na Escola do Chapéu Negro, o Ba-Gua do último céu é usado para métodos transcendentais, de maneira similar ao Ba-Gua de Fu-Hsi.

Correspondência dos trigramas no Ba-Gua do último Céu

De acordo com o Ba-Gua do último céu, ou Ba-Gua de Wen Wang, os trigramas têm o seguinte simbolismo:

LI   Representa Fama, cor vermelha, elemento fogo, direção Sul e outras correspondências como: pássaro do sul, sol, espadas e lanças, guerreiros, tartarugas, caranguejo, relâmpagos e o olho no corpo humano.
Hora: do meio dia às 3h da tarde.

KUN   Representa Matrimônio, cor rosa (vermelho e branco), direção Sudoeste; outros significados são: a mãe, natureza, figuras, compaixão, roupa e o plexo solar no corpo humano.
Hora: das 3h à 6h da tarde.

TUI   Representa os Filhos, a cor branca, o elemento metal, direção Oeste, e outros significados como: a filha mais nova, vapores, nuvens, espírito e a boca no corpo humano.
Hora: das 6h às 9h da noite.

CH'IEN   Representa os Benfeitores, a cor cinza (branco e negro), direção Noroeste, e outros significados como: o pai, o firmamento, o universo e a cabeça no corpo humano.
Hora: das 9h até à meia-noite.

KAN   Representa a Profissão, a cor negra, elemento água, direção Norte, e outros significados como: espíritos elevados, coisas ocultas, rios, lagos, oceanos, e os ouvidos no corpo humano.
Hora: da meia noite até às 3h da manhã.

KEN   Representa Novo conhecimento, a cor azul, direção Nordeste e outros significados como montanhas, pedras, cultivo pessoal e as mãos no corpo humano.
Hora: das 3h às 6h da manhã;

CHEN   Representa a Família, a cor verde, o elemento madeira, direção Leste e outros significados tais como: relâmpago, o filho mais velho, caminhos elevados, evolução e os pés no corpo humano.
Hora: das 6h da manhã até às 9h da manhã.

SUN   Representa as Finanças, a cor violeta, direção Sudeste, e outros significados como: vento, alturas, filha mais velha e o quadril no corpo humano.
Hora: das 9h da manhã ao meio-dia.

Para determinar a polaridade "Yin" ou "Yang" de um trigrama, simplesmente se conta o número de linhas, incluindo cada uma das linhas quebradas. Se o total é um numero par, o trigrama é "Yin". Se o total de linhas é um número impar, o trigrama é "Yang".

Exemplos:

O trigrama "Ch'ien", Benfeitores, tem 3 linhas, é impar, portanto é "Yang".
O trigrama "Khan", Carreira e Profissão, tem 6 linhas, é par, portanto é "Yin".

O I Ching

O I Ching é um sistema filosófico que estuda o processo das mudanças que acontecem na vida do ser humano, nas circunstâncias que o rodeiam e no Universo. O I Ching utiliza o sistema dos trigramas, símbolos de linhas que representam as atividades da vida. O Yin é representado por linhas cortadas e o Yang por linhas contínuas.

Dos trigramas derivam os hexagramas, que são combinações dos trigramas, isto é, dos valores Yin e Yang, em grupos de 6. O total de hexagramas usados no I Ching é equivalente ao número 2 elevado à sexta potência, isto é, 64 símbolos (2x2x2x2x2x2).

Os estudantes do Feng Shui não precisam aprofundar-se nas teorias do I Ching. Simplesmente devem familiarizar-se com os trigramas.

Os cinco elementos chineses

A energia criadora ou Ch'i flui através de toda manifestação e esse fluir do Ch'i pode ser ajustado para benefício dos criadores de ambientes. As formas materiais manifestadas pela energia criadora foram catalogadas pelos antigos chineses em cinco elementos, que são os seguintes:

1. Madeira
2. Fogo
3. Terra
4. Metal
5. Água

Cada um dos cinco elementos chineses corresponde a uma cor, uma direção, uma atividade do ser humano e outros. Os elementos estão relacionados também com a astrologia chinesa e com o I Ching.

Quem utiliza a arte do Feng Shui é criador de ambientes. Esta arte contribui para expandir a consciência estabelecendo uma comunicação sutil com os elementos do lugar. O eco silencioso do lugar é escutado, eco que guarda as emanações de nossa história, nossas lembranças e nossa vida. Ao nos integrarmos com a natureza íntima do nosso lar, começamos a mudar a localização dos objetos, a agregar cores e a mudar formas, inspirados por nossa intuição.

Ao mover os objetos começamos a brincar com os elementos do espaço, reforçando aspectos de nossas vidas. Ao harmonizar os elementos, formas e cores, o espírito do lugar se alegra e muda a nossa vida.

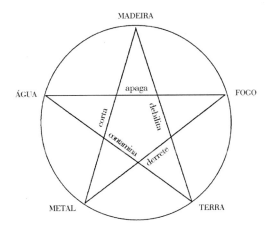

Ciclo dos cinco elementos

O aspecto mais importante da Teoria dos Cinco Elementos Chineses é o conhecimento dos Ciclos Construtivos e os Ciclos Destrutivos dos Cinco Elementos.

O ciclo construtivo dos cinco elementos

A ordem ou sequência dos cinco elementos chineses determina o grau de harmonia presente no ambiente. O Ciclo Construtivo dos Cinco Elementos está baseado na observação da natureza e explica a sequência de caráter gerativo da seguinte forma:

1. Madeira   A madeira serve de alimento para o
2. Fogo   Que ao gerar cinzas produz
3. Terra   Que com o tempo cria o
4. Metal   Que ao esfriar gera
5. Água   Que alimenta a... madeira

E assim, em sequência harmoniosa um elemento vai gerando o seguinte.

O Ciclo Destrutivo os cinco elementos

Ao não seguir a ordem e a sequência harmoniosa dos cinco elementos chineses, descritos anteriormente, se produz um desequilíbrio ou desarmonia :

1. Madeira   Ao pular o fogo, tira nutrientes da
2. Terra   Ao pular o metal, contamina a
3. Água   Ao pular a madeira, apaga o
4. Fogo   Ao pular a terra, derrete o
5. Metal   Ao pular a água, corta a madeira.

Desta forma, ao pular a sequência de cada elemento pula a sequência construtiva e vai destruindo o seguinte.

A madeira se alimenta de água, que destrói o fogo
O fogo se alimenta da madeira, que destrói a terra
A terra nasce do fogo, que destrói o metal
O metal nasce da terra, que contamina a água
A água nasce do metal, que destrói a madeira.

Segundo Fu Hsi, os cinco elementos expressam a essência sutil da força criadora universal ou Ch'i. Sua natureza, no entanto, é representada de um modo aproximado por estes cinco elementos. Os cinco elementos representam a força criadora que atua na natureza e no universo. Do funcionamento desta força se derivam as cinco cores, os cinco sentidos, os cinco dedos, as cinco vísceras e os cinco planetas mágicos, entre outros.

Ciclo redutivo dos elementos

Este ciclo é produzido observando o anterior em sentido inverso.

O fogo queima a madeira
A madeira absorve a água
A água corrói ou debilita o metal
O metal esgota a terra
A terra apaga o fogo.

A observação destas qualidades é importante na hora de harmonizar um ambiente, pois nos ajudará a reduzir a força dos elementos agressivos.

Relação entre os elementos

Quando relacionamos e aplicamos as três sequências: construtivas, destrutivas e redutoras, encontramos relações muito interessantes que podem ser de grande utilidade ao se criar um ambiente.

Os elementos relacionam-se entre eles. A água sobre o metal produz uma relação ideal, porque o metal manifesta a água. A água sobre a madeira, cor preta sobre o verde, produz um efeito débil. A madeira sobre a água, cor verde sobre preto, produz um efeito positivo.

	RELAÇAO ENTRE OS ELEMENTOS				
LOCAL	ELEMENTO AMBIENTAL				
HABITAT	MADEIRA	FOGO	TERRA	METAL	ÁGUA
MADEIRA	Estável	Débil	Infeliz	Conflito	Ideal
FOGO	Ideal	Estável	Débil	Infeliz	Conflito
TERRA	Conflito	Ideal	Estável	Débil	Infeliz
METAL	Infeliz	Conflito	Ideal	Estável	Débil
ÁGUA	Débil	Infeliz	Conflito	Ideal	Estável

Cada um dos cinco elementos chineses tem correspondência com uma grande variedade de manifestações, incluindo formas, cores e tipos de personalidade:

MADEIRA: A madeira corresponde entre outros, aos móveis e acessórios de madeira, as plantas, as flores, as árvores, as plantas e flores artificiais ou secas, as pinturas e fotografias de arvoredos, as áreas verdes, todo tipo de tecidos, o papel de parede, as formas cilíndricas, as colunas, os postes, as cores verdes e azuis.

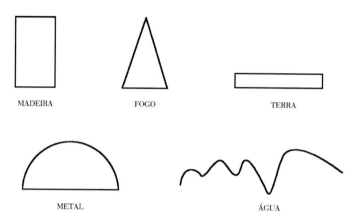

Formas dos cinco elementos

FOGO: O fogo corresponde, entre outros, aos animais domésticos, aos produtos derivados dos animais como penas, ossos, peles, ou lã, os quadros e fotografias de pessoas e animais, às formas cônicas ou piramidais e à cor vermelha.

TERRA: A terra corresponde, entre outros, aos objetos de gesso, barro e cerâmica, às louças, aos tijolos, às obras de arte, às fotografias de desertos, montanhas ou vales, às formas quadradas ou retangulares, às planícies, às superfícies horizontais, às cores ocre e amarelo.

METAL: O metal corresponde, entre outros, às pedras minerais, aos metais de todo tipo, incluindo o ferro, o cobre, o bronze, à prata e o ouro, às obras de arte feitas de metal, às formas ovais, e aos arcos de cor branca.

ÁGUA: A água corresponde, entre outros, aos lagos, aos rios, ao mar, às fontes, às cascatas de água, aos espelhos, aos cristais, aos objetos de arte vinculados com o mar, aos quadros e fotografias de motivos aquáticos, às formas assimétricas e ondulatórias, às cores cinza, azul escura e negro.

As correspondências entre as vísceras do corpo e os elementos são as seguintes:

VÍSCERA	ELEMENTO	COR
Coraçao	Fogo	Vermelho
Estomago	Terra	Amarelo
Pulmoes	Metal	Branco
Fígado	Madeira	Verde
Rins	Água	Preto

A teoria das Três Escolas das Cores

No Feng Shui ensinado pelo Mestre Lin Yun e pela Escola do Chapéu Negro, a utilização harmônica das cores realiza-se de acordo com as teorias das Três Escolas das Cores, que são as seguintes:

1. A Teoria das Cores dos Cinco Elementos
2. A Teoria das Cores do Arco Íris
3. A Teoria das Cores das Seis Palavras Verdadeiras

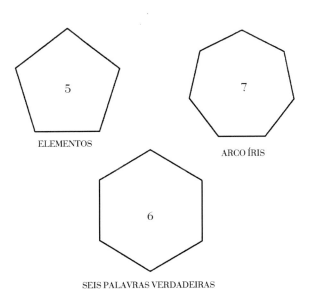

As Três escolas das Cores

A Teoria das Cores dos Cinco Elementos Chineses trata do uso das cores no ambiente. É seu aspecto externo (Yang).

A Teoria da Escola das Sete Cores do Arco Íris abarca o conhecimento do uso das cores no corpo psíquico. Trata do seu aspecto interno (Yin).

A Teoria das Cores das Seis Palavras Verdadeiras corresponde ao conhecimento do efeito das cores sobre o espírito. É seu aspecto integral (Tão).

1. As Cores e os Cinco Elementos

A filosofia dos Cinco Elementos baseia-se no uso harmonioso, construtivo e vitalizante dos elementos para, deste modo, canalizar a energia Ch'i com mais força e harmonia. De acordo com os princípios do Feng Shui ensinados pelo Budismo Tântrico, os elementos devem ser selecionados para que manifestem a beleza, a harmonia natural e a força criadora do Ch'i. O desconhecimento destes princípios poderia criar espaços onde a energia Ch'i se estagne, debilitando-se sua força, o que se manifestaria em efeitos negativos e inarmônicos.

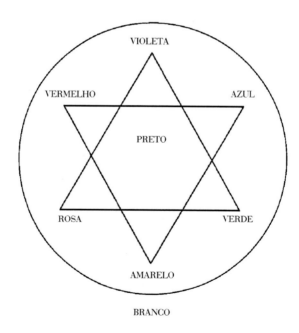

Estrela de cores

Já dissemos que os Cinco Elementos são: Água, Madeira, Fogo, Terra e Metal. Cada um deles pode ser representado por uma cor. Os elementos se manifestam na natureza harmoniosamente, emanando um do outro, em círculos ou espirais de luz vibrante. Pela Água nasce e cresce a Madeira. A Madeira manifesta e alimenta o Fogo. O Fogo transmuta os elementos em cinzas para manifestar a Terra. Da Terra nasce o Metal. O Metal dá lugar ao nascimento da Água e a Água nutre à Madeira, e assim sucessivamente.

Os cinco elementos têm efeitos relativos construtivos e destrutivos, como foi indicado anteriormente. O Ciclo Destrutivo dos Cinco Elementos é: A Madeira causa erosão à Terra, a Terra contamina a Água, a Água extingue o Fogo, o Fogo derrete o Metal, o Metal corta a Madeira.

As cores associadas com os cinco elementos são os seguintes: Água (preto), Madeira (verde), Fogo (vermelho), Terra (amarelo), e Metal (branco). Cada elemento está associado com uma atividade da nossa vida. Cada uma destas atividades é honrada num círculo, ou área do espaço de nossos lares ou lugares de trabalho.

O uso de cores tem uma grande importância no Feng Sui. A filosofia das cores e sua aplicação têm sido perfeitamente descritas no livro *Living Colors*, pelo Mestre Thomas Lin Yun e Sarah Rossbach. Ao honrar a presença de cores na decoração Feng Shui, equilibramos e harmonizamos a força Ch'i que se manifesta através dos cinco elementos.

ELEMENTO	COR	DIREÇAO	QUALIDADES
MADEIRA	VERDE	LESTE	VITALIDADE, INICIAÇÃO, BENEVOLÊNCIA
FOGO	VERMELHO	SUL	VONTADE, REALIZAÇÃO, CORTESIA
TERRA	AMARELO	CENTRO	EQUILÍBRIO, INTUIÇAO, COMPAIXAO
METAL	BRANCO	OESTE	IMAGINAÇÃO, CRIATIVIDADE, PUREZA
ÁGUA	PRETO	NORTE	MEDITAÇÃO, JUSTIÇA, POTENCIALIDADE

Cada uma das qualidades ou atividades corresponde também, de acordo com o Ba-Gua, a uma área do ambiente do lar ou lugar de trabalho. Usando a relação ou sequência construtiva dos elementos contribuímos para criar um ambiente mais harmônico e positivo. O uso das cores na área correspondente reforça a atividade relacionada com essa área.

Um exemplo do uso das cores acontece toda manhã. Quando nos vestimos, decidimos o tipo de roupa e a cor de acordo com a ocasião e as atividades que teremos durante o dia. Muitas vezes a cor é eleita por motivos de caráter subjetivo. Geralmente nesta seleção influem os seguintes fatores:

1. Ocasião ou atividade do dia
2. Atração subjetiva.
3. Situação ou disponibilidade.
4. Decisão transcendente.

Pode-se decorar uma habitação, ou toda a casa, com suas cores adequadas de acordo com o lugar que cada quarto ocupa nas linhas de harmonia ou atividades mundanas do Ba-Gua.

ATIVIDADE	ELEMENTO	CORES
FINANÇAS	MADEIRA/FOGO	VERDE, VIOLETA E VERMELHO
FAMA	FOGO	VERMELHO
MATRIMÔNIO	FOTO/METAL	VERMELHO, ROSA E BRANCO
FILHOS	METAL	PASTEL E BRANCO
BENFEITORES	METAL/ÁGUA	BRANCO, CINZA E PRETO
PROFISSÃO	ÁGUA	AZUL ESCURO E PRETO
CONHECIMENTO	ÁGUA/MADEIRA	PRETO, AZUL E VERDE
SAÚDE	TERRA	AMARELO E COR TERRA

2. A Escola das Sete Cores do Arco Íris

A Escola das Sete Cores do Arco Íris baseia-se nos centro energéticos do ser humano. As escolas místicas ocidentais têm estabelecido a seguinte correspondência entre os centro psíquicos e as cores:

CENTRO	COR
PINEAL	VIOLETA
PITUITÁRIA	ÍNDIGO
GARGANTA	AZUL
PEITO	VERDE
PLEXO	AMARELO
SUPRARENAL	LARANJA
SACRO	VERMELHO

O método transcendental do Feng Shui inclui meditações budistas e tibetanas destinadas à elevação do Ch'i e a sua transmutação através dos centros energéticos ou chakras, embora possam ser substituídas por outras mais de acordo com as crenças religiosas do praticante. O importante é estabelecer um contato íntimo com a divindade, sem se importar muito com o nome que se lhe dá nem as palavras ou orações utilizadas.

3. As Cores do mantra das Seis Palavras Verdadeiras

O mantra sagrado das Seis Palavras Verdadeiras relaciona-se com as cores da seguinte forma:

Om	- Branco	-	Dos Pés até aos joelhos
Ma	- Vermelho	-	Dos Joelhos até ao quadril
Ni	- Amarelo	-	Do Quadril até ao plexo solar
Pad	- Verde	-	Do Plexo solar até à garganta
Mi	- Azul	-	Da Garganta até ao terceiro olho
Hum	- Preto	-	Do Terceiro olho até à Coroa.

O uso adequado das seis cores do mantra das Seis Palavras Verdadeiras: "Om Ma Ni Pad Me Hum", iluminará a mente e o coração do estudante com a resplandecente luz da presença divina.

As cores derivadas do poder vibratório do mantra das Seis Palavras Verdadeiras irradiam desde os chakras e se refletem no corpo físico. Este é um método totalmente transcendental.

A figura seguinte mostra a escala natural das cores e sua relação com cada sílaba do Mantra Om Ma Ni Pad Me Hum.

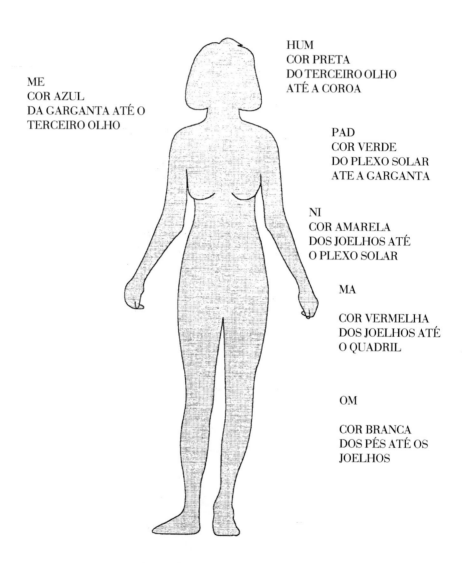

Cores das Seis Palavras Verdadeiras

V

ASTROLOGIA CHINESA

Assim como ocorre no I Ching, o estudante de Feng Shui não precisa ser um especialista em astrologia chinesa. Somente é necessário conhecer o valor dos trigramas do I Ching e os dias e horas propícios para o Feng Shui.

A astrologia chinesa baseia-se nos movimentos da lua. O Zodíaco chinês consiste de doze signos, simbolizados por figuras de animais. Cada signo corresponde a um ano e também a uma hora do dia. Deste modo podemos saber a hora mais apropriada de cada dia para cada pessoa, segundo o signo que rege o ano do seu nascimento.

A seguinte tabela mostra as horas, os elementos e as cores que correspondem a cada signo astrológico chinês:

Mês	Símbolo	Hora	Elemento	Cor	Ano
1	Boi	1-3 am	Água	Preto	1901
2	Tigre	3-5 am	Madeira/Este	Azul	1902
3	Lebre	5-7 ama	Madeira/Este	Verde	1903
4	Dragão	7-9 am	Madeira/Este	Verde	1904
5	Serpente	9-11 am	Fogo/Sul	Violeta	1905
6	Cavalo	11-1 pm	Fogo/Sul	Vermelho	1906
7	Cabra	1-3 pm	Fogo/Sul	Vermelho	1907
8	Macaco	3-5 pm	Metal/Oeste	Rosa	1908
9	Galo	5-7 pm	Metal/Oeste	Branco	1909

173

10	Cão	7-9 pm	Metal/Oeste	Branco	1910
11	Javali	9-11 pm	Água/Norte	Cinza	1911
12	Rato	11pm-1am	Água	Preto	1900

O ano de 1900 foi o ano do Rato, signo número 12.

Além das horas propícias segundo o signo, existem outras três horas adicionais, que mantém afinidade com a pessoa, segundo seu ano de nascimento, que são:

1. A hora correspondente ao signo paralelo. O signo paralelo é aquele cujo número complementa com o zodiacal a quantidade 13. Se o signo zodiacal é Boi (1), seu complemento para somar 13 é o número 12, Rato.

2. As duas horas correspondentes que estejam em trino ou trígone com o signo natal. Um trino são 120 graus. Cada signo da astrologia chinesa, assim como na astrologia convencional ocupa 30 graus. Deste modo entre dois pontos que formem um trígone há 4 signos. Para saber quais são os signos que formam trígones ou trígone com seu ano de nascimento você tem que somar a este numero 4 e 8. Se o signo é o numero 1 (Boi), os signos afins serão os números 5, Serpente (1+4) e 9, Galo (1+8).

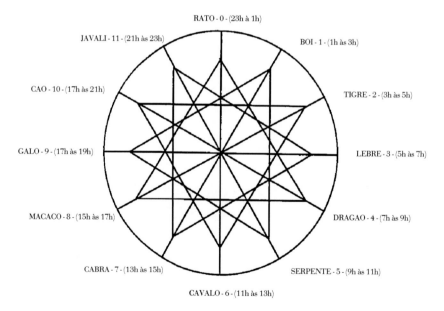

Astrologia chinesa

Para determinar as horas propícias de um dia, você tem que dividir os dois últimos dígitos do ano de nascimento por 12. O resto é o numero que identifica o signo na tabela anterior.

(Somar "4" a partir do ano 2000. Exemplo: 2000= 00 + 4 = 4)

Exemplo:

Ano de nascimento = 1937

1. Dividir os dois últimos dígitos "37" por 12.
2. 37 dividido por 12 é igual a 3 e uma fração. 3 multiplicado por 12 é 36. Portanto existe um resíduo de 1.
Resíduo = 37 –36 = 1

3. O signo número 1 é o Boi.
4. Sua hora mais propícia é de 1h da manhã às 3h da manhã;
5. Seus signos afins são

Por trinos: o 5 (1+4) e o 9 (1+8), isto é, Serpente (9h – 11h) e Galo (17h – 19h).
Por paralelo: O 12 (13 – 1), Rato (23h – 1h)

As horas propícias serão: 1h – 3h (por nascimento)
                            9 h – 11h (por trino)
                            17h – 19h (por trino)
                            23h – 1h (por paralelo)

Podemos também combinar as horas propícias de um dia, com os dias propícios do ano. Os dias propícios são calculados com base na posição da Lua. Os dias mais propícios são os de Lua Nova e 14 dias depois da Lua Nova.

Descrição dos signos astrológicos chineses

0: RATO
(Anos: 1900, 1912, 1924, 1936, 1948, 1960, 1972, 1984, 1996)
> Os nascidos durante o ano do rato são simpáticos, humoristas, honestos e meticulosos. No geral são bons conselheiros, porém não conseguem tomar decisões por si mesmos. Às vezes a avareza e os desejos de poder os levam ao jogo e à dependência dos outros. Hora: 223h – 1h

1. O BOI OU URSO
(Anos: 1901, 1913, 1925, 1937, 1949, 1961, 1973, 1985, 1997)
> De grande resistência, muito trabalhadores e metódicos, realizam-se em ajudar aos outros. Cores: Preto, verde e verde escuro.

2. TIGRE
(Anos: 1902, 1914, 1926, 1938, 1950, 1962, 1975, 1986, 1998)
> Energéticos, com grande carisma, dirigentes excelentes, protetores. Geralmente não se adaptam no trabalho para outros. Cor: Preto, verde e verde escuro.
> Hora: 3h – 5h

3. LEBRE
(Anos: 1903, 1915, 1927, 1939, 1951, 1963, 1975, 1987, 1999)
> Muito inteligentes, ágeis e ambiciosos , porém se distraem facilmente. São calmos e atentos. Cor: Verde e azul
> Hora: 5h – 7h

4. DRAGÃO
(Anos: 1904, 1916, 1928, 1940, 1952, 1964, 1976, 1988, 2000)
> Robustos, de grande fortaleza, intuitivos, artísticos e com muita sorte. Possuidores de faculdades espirituais. Cores: Azul, verde, rosa, roxo.
> Hora: 7h – 9h

5. SERPENTE
(Anos: 1905, 1917, 1929, 1941, 1953, 1965, 1977, 1989, 2001)

Também chamado de 'dragãozinho". Considera-se um ano de boa sorte. As serpentes são sábias, consideradas e calmas. Em termos gerais têm sucesso, porém se encontram confronto podem converter-se em invejosas e egoístas. Cores: Azul. Verde, rosa, vermelho, roxo.
Hora: 9 h – 11h

6. CAVALO
(Anos: 1906, 1918, 1930, 1942, 1954, 1966, 1978, 1990, 2002)

De caráter prazeroso e positivo, Diligentes e ágeis. O cavalo é de caráter forte e direto, às vezes um pouco rude na sua forma de se conduzir. Cores: vermelho e rosa.
Hora: 11h – 13h

7. CABRA
(Anos: 1907, 1919, 1931, 1943, 1955, 1967, 1979, 1991, 2003)

Os nascidos no ano da cabra são de natureza artística e negociante. De boas maneiras e desinteressados. São propensos a terem problemas com a família e de tendência melancólica. Cores: Vinho, vermelho e rosa.
Hora: 13h – 15h

8. MACACO
(Anos: 1908, 1920, 1932, 1944, 1956, 1968, 1980, 1992, 2004)

De natureza criativa e amigável. Gostam de resolver problemas. São muito inteligentes e oportunistas. Algumas vezes podem ser lentos. Cores: vermelho e rosa.
Hora: 15h – 17h

9. GALO
(Anos: 1909, 1921, 1933, 1945, 1957, 1969, 1981, 1993, 2005)

Engenhosos, trabalhadores e talentosos. Algumas vezes tendem a ser altaneiros e orgulhosos, encontrando a rejeição de familiares e amigos. Cores: Branco.
Hora: 17h – 19h

10. CÃO
(Anos: 1910, 1922, 1934, 1946, 1958, 1970, 1982, 1994, 2006)
>Honestos, leais, com grande senso de justiça. O cão inspira confiança e realiza seus propósitos rapidamente. São trabalhadores incansáveis e sempre estão na defensiva. Cores: Branco, cinza e preto.
Hora: 17h - 21h

11. JAVALI
(Anos: 1911, 1923, 1935, 1947, 1959, 1971, 1983, 1995, 2007)
>Sensíveis, bondosos e indulgentes. As vezes sua indulgência os leva a serem glutões. Esta é sua debilidade. Seu caráter bondoso faz com que as vezes se aproveitem deles. Não sabem se defender. Vacilantes e inseguros. Afortunadamente, tendem a ser ditosos, Cores: Branco, cinza e preto.
Hora: 21h – 23h

RATO	BOI (ou Urso)	TIGRE	LEBRE	DRAGAO	SERPENTE	CAVALO	CABRA	MACACO	GALO	CACHORRO	JAVALI
11pm-1am	1am-3am	3am-5am	5am-7am	7am-9am	9am-11am	11am-1pm	1pm-3pm	3pm-5pm	5pm-7pm	7pm-9pm	9pm-11pm
1900	1901	1902	1903	1904	1905	1906	1907	1908	1909	1910	1911
1912	1913	1914	1915	1916	1917	1918	1919	1920	1921	1922	1923
1924	1925	1926	1927	1928	1929	1930	1931	1932	1933	1934	1935
1936	1937	1938	1939	1940	1941	1942	1943	1944	1945	1946	1947
1948	1949	1950	1951	1952	1953	1954	1955	1956	1957	1958	1959
1960	1961	1962	1963	1964	1965	1966	1967	1968	1969	1970	1971
1972	1973	1974	1975	1976	1977	1978	1979	1980	1981	1982	1983
1984	1985	1986	1987	1988	1989	1990	1991	1992	1993	1994	1995
1996	1997	1998	1999	2000	2001	2002	2003	2004	2005	2006	2007
2008	2009	2010	2011	2012	2013	2014	2015	2016	2017	2018	2019
12 o 0 1	2	3	4	5	6	7	8	9	10	11	

SIGNOS AFINS

TRINO				TRINO				TRINO			
	TRINO				TRINO				TRINO		
		TRINO				TRINO				TRINO	
PARALELO	PARALELO		TRINO				TRINO				TRINO
		PARALELO	PARALELO								PARALELO
				PARALELO	PARALELO					PARALELO	
						PARALELO	PARALELO				

CORRESPONDENCIAS:

RATO	BOI	TIGRE	LEBRE	DRAGAO	SERPENTE	CAVALO	CABRA	MACACO	GALO	CACHORRO	JAVALI
AGUA	TERRA	TERRA	MADEIRA	MADEIRA	MADEIRA	FOGO	TERRA	TERRA	METAL	METAL	METAL
PRETO	AMARELO	AMARELO	VERDE	VERDE	VERDE	VERMELHO	AMARELO	AMARELO	BRANCO	BRANCO	BRANCO
NORTE	CENTRO	CENTRO	LESTE	LESTE	LESTE	SUL	CENTRO	CENTRO	OESTE	OESTE	OESTE
TARTARUGA	SERPENTE	SERPENTE	DRAGAO	DRAGAO	DRAGAO	FENIX	SERPENTE	SERPENTE	TIGRE	TIGRE	TIGRE
KAN	KEN/KUN	KEN/KUN	CHEN/SUN	CHEN/SUN	CHEN/SUN	LI	KEN/KUN	KEN/KUN	CHIEN/TUI	CHIEN/TUI	CHEN/TUI

TABELA ASTROLÓGICA CHINESA
Signos astrológicos chineses, horas propícias e signos afins

179

VI

OS ELEMENTOS E A PERSONALIDADE

No universo tudo está em movimento. As células dos nossos corpos estão mudando constantemente. Da mesma forma nossos pensamentos e emoções. Nossa personalidade manifesta-se no exterior de acordo com o ambiente que nos rodeia e segundo nosso caráter. A personalidade é de natureza externa e se reflete segundo o momento. O caráter é de natureza interna e contém a essência dos elementos. Cada pessoa contém cada um dos atributos dos cinco elementos chineses, em determinada quantidade. O fato de sermos conscientes da presença em nós destas forças permitir-nos-á a tomar decisões melhores em nossas vidas. A quantidade de cada elemento determina o equilíbrio entre corpo e alma.

MADEIRA

As pessoas com pouca madeira são caladas, sem opiniões, fáceis de convencer e guiar. Quando o elemento madeira está equilibrado, a pessoa tem um caráter forte porém, ao mesmo tempo, sua mente está aberta para escutar as opiniões dos outros. O excesso de madeira faz com que a pessoa seja inflexível, não escute as opiniões dos demais, especialmente se não concordam com a sua. Estas pessoas são teimosas e de cabeça muito dura.

Entre os sintomas físicos que se produzem quando existe um desequilíbrio deste elemento, estão os enjôos, dores abdominais e dores nas articulações dos ossos.

Para ajustar um desequilíbrio originado por um excesso ou uma escassez de madeira, colocar três plantas vivas, uma dentro da porta principal da entrada da casas, outra dentro da porta que conduz à sala e outra dentro da porta do quarto da pessoa. Visualizar o elemento madeira equilibrado e reforçar com os Três Segredos Durante 9 ou 27 dias.

FOGO

Quando a presença do elemento fogo é baixa, a pessoa é débil na hora de atuar ou tomar decisões e permite qualquer tipo de injustiça. O fogo equilibrado faz com que a pessoa seja muito justa e diplomática, capaz de resolver conflitos e problemas na sua família e com suas amizades e associados. São bons dirigentes. Quando existe muito fogo a pessoa é muito barulhenta, crítica e de caráter volátil. Para ajustar desequilíbrios de fogo (muito ou pouco fogo) praticar a meditação do coração. Praticar o exercício da respiração à luz da Lua quando haja muito fogo e à luz do Sol quando os problemas forem de falta ou escassez de fogo.

Quando existe uma situação de desequilíbrio no elemento fogo, produzem-se alguns sintomas físicos, entre eles depressão, problemas de circulação, problemas do coração e insônia.

TERRA

Quando existe pouco elemento terra na personalidade, esta se expressa como oportunista, invejosa e egoísta. Se o elemento terra está equilibrado, a pessoa mostra um caráter sincero e bondoso, inspirando muita confiança. Quando existe muito elemento terra, a pessoa se entrega demais, distribui tudo o que tem e chega a extremos de sacrifício. Para ajustar o desequilíbrio do elemento (muita ou pouca terra) colocar nove pequenas pedras redondas numa vasilha de barro ou de vidro, com água. Escolha a cor que mais lhe agradar. Coloque a vasilha embaixo da cama. Visualize os elementos da terra. Reforce com os Três Segredos. Troque a água cada manhã e jogue-a fora da casa. Faça isto durante 9 ou 27 dias. Para uma maior eficácia deste exercício e para cultivar o desenvolvimento da sua profissão ou carreira, coloque na água uma folha verde.

O desequilíbrio no elemento terra produz sintomas físicos como úlceras, problemas digestivos e excesso de desejo de comer doce.

METAL

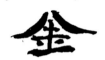

As pessoas com pouco metal são tímidas, tranquilas e muito cautelosas. Elas são caladas e dificilmente demonstram seus sentimentos. Se o elemento metal está equilibrado, a pessoa fala o apropriado, sabe como se expressar e é um bom ouvinte. Muito metal faz com que a pessoa fale demais e diga coisas muitas vezes sem pensar.

Quando o elemento metal for pobre, é conveniente usar roupas de cor amarela. A cor amarela corresponde ao elemento terra. A terra cria os metais. Outra solução é usar um anel não metálico, colocá-lo embaixo do colchão (entre o colchão e a base da cama) na área que corresponde aos filhos (metal), dormir com ele durante nove dias. Depois dos noves dias colocar este anel no dedo médio ou no dedo pequeno. Os homens na mão esquerda, as mulheres na mão direita. Reforce com os Três Segredos. Quando o elemento metal é excessivo, é bom usar a cor vermelha, que corresponde ao elemento fogo. O fogo derrete os metais. Outra solução é tragar saliva, três vezes antes de falar.

Alguns dos sintomas físicos relacionados com o desequilíbrio do elemento metal são: resfriados, problemas brônquicos e o ressecamento da pele.

ÁGUA

Os chineses dividem o elemento água em duas categorias. A água estancada ou tranquila e a água em movimento. A água tranquila é interpretada como habilidade introspectiva ou poder intuitivo. Aquelas pessoas que carecem deste aspecto são praticamente inconscientes das suas capacidades psíquicas. O Ch'i não chega a sua consciência. São ignorantes e de mente fechada. Este tipo de pessoa não se preocupa com a sociedade, nem com o que se passa no mundo e só se concentra na sua vida e em seus problemas pessoais. Os que têm este elemento em equilíbrio são como um lago tranquilo e transparente, onde a luz solar reflete todo seu esplendor nas profundidades. São pessoas de mente clara e profunda, inteligentes e intuitivas, dedicadas ao trabalho espiritual. Quando se possui este elemento em grandes proporções, a pessoa denota uma inteligência privilegiada, expansiva e dinâmica, enfocada no uso prático e material das coisas. Para ajustar os desequilíbrios, usar o exercício dos espelhos de Sol e a Lua, ou colocar uma vasilha com água embaixo da cama. É necessário trocar a água cada manhã e expor a nova ao sol durante uma hora.

O elemento água em movimento refere-se ao aspecto social e aos negócios. Quando existe pouco movimento, a pessoa carece de mobilidade e de desejo de se comunicar com os outros. Gosta de ficar em casa e não de fazer vida social. Aquelas pessoas que têm a proporção adequada e equilibrada de água em movimento são com um rio cuja corrente vai para diferentes prados. Gostam de viajar e de ter amizades duradouras. As pessoas com muita água em movimento são oportunistas, tratam de se aproveitar de todas as oportunidades, às vezes sem escrúpulos a fim de conseguir o que querem.

Para equilibrar a presença de muita água em movimento, escreva nove cartas a cada dia a nove pessoas diferentes, durante 27 dias, ou chame as 9 pessoas com quem não tenha falado nos últimos 6 meses. Faça isto cada dia, durante 27 dias.

Geralmente uma pessoa com pouca água é despreocupada, muito irresponsável e faz as coisas muitas vezes sem pensar. Quando o elemento água está equilibrado a pessoa é sociável e possui a capacidade para ser um bom dirigente e empreendedor de projetos e negócios. As pessoas com muita água são emocionais e exigentes, ficam nervosas com qualquer crítica, embora esta seja construtiva e costumam ser muito rancorosas.

Para harmonizar o elemento água podemos usar o método das cores. Quando a água for pobre, usar cores escuras como preto ou cinza, e também o branco. A cor branca corresponde ao elemento metal. O metal cria a água. Tais cores estimulam a energia criadora deste elemento, harmonizando o fluxo do Ch'i. Quando existir muita água, usar a cor verde, que corresponde ao elemento madeira. A madeira se nutre da água. As cores amarelo e ocre também ajudam a reduzir o efeito que o elemento água em excesso causa na personalidade.

Os desequilíbrios no elemento água produzem problemas nos dentes, estados depressivos, melancolia, arrepios e problemas nos ouvidos.

VII

FUNÇOES DO CH'I

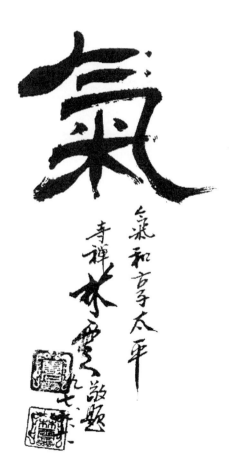

Toda ação humana afeta a sociedade, aos outros seres, ao ambiente e à pessoa que a realiza.

O Feng Shui reúne diferente pontos de vista sobre a vida, aplicando métodos das culturas hindu-budista e chinesa-confucionista, além de princípios da tradição e conhecimentos recebidos do folclore, do senso comum e da superstição.

Todo organismo vivo se move graças à força vital ou Ch'i. O Ch'i circula em distintos níveis ou planos de existência. Movemos os dedos, as mãos e os braços pelo Ch'i. Nosso corpo possui órgãos, tecidos e células que vibram nos seus respectivos ritmos pelo Ch'i. Movemos nossos pensamentos pelo Ch'i. Percebemos o mundo externo pelo Ch'i. Sentimos e nos emocionamos pelo Ch'i. Se o Ch'i não se move no coração, isto significa ausência de força vital para sustentar a vida. O Ch'i é diferente em cada ser. O Ch'i é o verdadeiro Ser.

Entre as distintas funções do Ch'i podemos mencionar as seguintes:

1. O Ch'i ajuda à manutenção da saúde física e mental.
2. O Ch'i desenvolve as faculdades mentais (memória, raciocínio, visualização e concentração).
3. O Ch'i ajuda nas relações pessoais.
4. O Ch'i desenvolve as faculdades psíquicas e espirituais.

Cada pessoa expressa o Ch'i em cores distintas, segundo seja sua realização e seus sentimentos, do mesmo modo que cada cristal reflete a luz segundo sua forma, sua estrutura, qualidade e pureza.

Quando o Ch'i não flui devidamente, pode-se apresentar, entre outros, os seguintes casos:

1. Ch'i Crítico
2. Ch'i Sonhador
3. Ch'i de Bambu
4. Ch'i Coibido
5. Ch'i Depressivo
6. Ch'i Impulsivo

Ch'i critico

O Ch'i crítico se manifesta quando uma pessoa fala demais, pensa que sabe tudo e é propensa a discussões e escândalos. Pensa que todo mundo está contra ela e que ninguém a aprecia. Todos os seus problemas são causados pelos outros. Seu Ch'i emana em forma de flechas para o mundo que a rodeia.
Solução: Praticar o exercício das Seis Palavras Verdadeiras, 3 vezes diárias.

Ch'i sonhador

O Ch'i sonhador se manifesta quando a pessoa perde o contato com o aspecto prático da vida. São pessoas muito vulneráveis e fáceis de convencer. O Ch'i sonhador pode transformar-se em Ch'i criador, reforçando-se o espírito através das meditações adequadas.
Solução: Praticar o exercício das Seis Palavras verdadeiras 9 ou 27 vezes diárias.

Ch'i de bambu

O Ch'i de bambu faz a pessoa inflexível, desconsiderada, suplicante. São pessoas que não tem tempo para nada nem para ninguém, desorganizadas e propensas a perder a memória e a padecer de insônia.
Solução: Colocar três flautas de bambu na cama, embaixo do colchão. A flauta de bambu fortalece e protege o Ch'i espiritual, produz paz, dissipa as energias negativas e eleva a força vital. Também serve de ajuda no caso de problemas nervosos, insônia e dores nas costas.

Ch'i coibido

O Ch'i coibido se manifesta com insegurança e medo de falar e atuar. A pessoa tem propensão a ter ataques de nervos e doenças de tipo psicossomático.
Solução: Usar a meditação dos Três Segredos.

Ch'i depressivo

Quando se manifesta o CH'i depressivo, a pessoa sente que sua energia está completamente bloqueada e não encontra alívio para os seus sentimentos nem energia ou direção para enfrentar seus problemas, produzindo-se um estado de derrota e desilusão.

Solução: Colocar três flautas de Feng Shui embaixo do colchão e reforçar com os Três Segredos.

Ch'i provocador

A pessoa tem uma energia agressiva e se expressa com um vocabulário que fere e desagrada. São pessoas propensas à briga, gostam de criticar e também exercem a autoridade abusando dos demais mediante a palavra ou a ação.

Solução: Colocar três flautas chinesas embaixo do colchão da cama e reforçar com os Três Segredos.

Princípios da tradição para elevar o Ch'i

1. Instalar um espelho no teto, sobre a cama.
2. Colocar três flautas chinesas embaixo do colchão, para reforçar, clarear e purificar o Ch'i.
3. Colocar a faixa vermelha do zodíaco embaixo do colchão durante nove dias, quando necessite de ajuda para reuniões importantes ou quando ajudar outras pessoas mediante o Feng Shui.
4. Para ajustar o Ch'i, descascar uma laranja tirando nove pedaços circulares da casca. Quebrar cada pedaço em pedacinhos pequenos. Jogá-los depois em cada uma das habitações da casa. O aroma da casca da laranja fortalecerá e ajustará o Ch'i do ambiente.
5. Pronunciar o mantra das Seis Palavras Verdadeiras, visualizando luz e amor.

VIII

ALGUMAS EXPERIÊNCIAS

Numa das minhas viagens, fui convidado a estudar um apartamento localizado num edifício alto construído no cume de um morro. O complexo de apartamentos elevava-se na forma de torres altas, simbolizando o elemento madeira, com formas cilíndricas verticais e árvores criadas por nossa moderna tecnologia. Devemos sempre lembrar os conselhos da tradição. Um deles refere-se à seleção do lugar na hora de construir. A tradição sugere a construção de habitações nas ladeiras dos morros, com a inclinação sempre alinhada com a parte posterior da construção. Esta localização provê segurança, fortaleza e proteção contra os elementos. As construções localizadas no cume dos morros e montanhas estão sujeitas às inclemências do tempo, geram mudanças súbitas na vida dos ocupantes, cirurgias repentinas e acidentes. Ao chegar ao apartamento, revisamos a localização e a forma do edifício. Lembremos que na escola das formas não levamos em conta o alinhamento da construção com relação aos pontos cardeais, mas a posição da Boca do Ch'i, ou porta de entrada principal. A Boca do Ch'i combina sua influência energética com a longitude da parede alinhada com a entrada. A Boca do Ch'i determina o mistério da vida mesma, pois simboliza a entrada da vida, a força universal ou Ch'i na casa. A vida sempre se manifesta através da água.

Analisei o contorno e percebi que a cozinha e um dos quartos encontravam-se fora das linhas de harmonia ou Ba-Gua. Todos os apartamentos localizados no mesmo lado tinham um desenho similar. Informei aos donos do apartamento sobre este conflito indicando-lhes que qualquer membro da família que usasse aquele quarto estaria exposto a mudanças súbitas na sua vida ou poderia deixar a casa por diferentes razões. Enquanto fazia estas recomendações, percebi que o rosto de um dos donos empalidecia. O quarto estava sendo ocupado pelo seu filho mais novo. Contaram-nos que o moço estava constantemente deprimido e que mantinha o quarto sempre às escuras. Porém, o motivo da sua preocupação era ainda maior. Dias antes, sua filha de 17 anos, que vivia também com eles, tinha perdido seu namorado num acidente. O moço morava num apartamento do mesmo edifício, alguns andares abaixo, e o desenho era similar, ocupando precisamente o quarto mencionado.

Este tipo de distribuição energética afeta a vida dos moradores de diferentes maneiras. Neste caso, uma família passou pela triste experiência de perder um filho, porém isto não significa que sempre ocorra o mesmo. Os quartos localizados fora das linhas de harmonia podem ser usados como escritório, ou para atividades que não tenham nada a ver com a família ou a casa.

Para resolver este tipo de conflito, é aconselhável a integração da energia do quarto afetado com o resto da casa. Pode-se instalar um espelho, dentro do Ba-Gua, numa parede que fique em frente ao quarto, reforçando com os Três Segredos.

Em outra ocasião, ao chegar a uma residência, notei a discórdia que existia entre duas meninas que moravam na casa. As meninas tinham 6 e 7 anos respectivamente e estavam discutindo. A mãe me revelou que desde que tinham mudado para a casa, fazia aproximadamente um ano, as relações entre as meninas eram muito difíceis e que anteriormente se davam muito bem e não discutiam. Os praticantes do Feng Shui devem estar sempre conscientes de todos os detalhes existentes num ambiente. As formas, as cores, os cheiros, os nós, as superfícies, os arredores, os adornos, os móveis, o ambiente em geral, o espírito do lugar. Pequenos detalhes muitas vezes produzem grandes resultados. Com diz o Mestre Lin Yun: "Uma pequena adição, desvia e transforma emanações e situações adversas, equivalentes a milhares de toneladas." Devemos observar e estar cientes dos mínimos detalhes na decoração de uma casa.

Ao chegar à parede do quarto das meninas, percebi dois quadros pendurados perto da porta de entrada. Cada quadro tinha uma fotografia a cores, de uma delas. As fotos tinham sido tomadas com os rostos das meninas voltados para um costado. Ao pendurar os quadros, seus rostos se dirigiam em direções opostas, produzindo uma impressão de separação. Devemos sempre lembrar que o Ch'i flui segundo as formas, as cores e os sons. Sugerimos mudar a posição dos quadros, aquele que estava à direita para a esquerda e vice versa. Desta forma, as meninas se olhavam. Outros quadros eram de pessoas e paisagens. As pessoas andando em direção à rua. Mudamos também estes quadros, de forma que as pessoas representadas neles andassem para "dentro da casa". Semanas depois, meus amigos ligaram-me para dizer que as meninas tinham parado de discutir. Foi a mudança dos quadros, ou aquelas realizadas na localização dos móveis?

O Ch'i é energia vitalizante que flui através dos caminhos do tempo e do espaço. A vista de vegetação e água através de portas e janela faz com que o Ch'i que entre na casa pule e saia por uma desta aberturas, em direção a estas formas e expressões de vida. A água é o elemento através do qual se manifesta a vida, e é um grande ímã para o Ch'i. As casas e apartamentos localizados perto do mar estão sujeitos a essa circunstância. O Feng Shui facilita-nos métodos simples para equilibrar o ambiente, energia e criar, deste modo, um lugar onde o Ch'i se sinta bem, um lugar de harmonia. A energia do mar é atraída com espelhos. Os espelhos colocados em frente à fonte de atração trazem esta fonte para dentro do ambiente que se deseja harmonizar, equilibrando assim as energias de dentro com as de fora.

Quando há muita vegetação fora da casa, é conveniente colocar no interior dela plantas e quadros de paisagens. Devemos usar nosso conhecimento dos princípios da tradição e principalmente nossa intuição. Não esqueçamos que para decorar um lugar podemos usar as nove adições menores, os princípios da tradição e os métodos transcendentais, porém o principal, como nos lembra o Mestre Lin Yun, é prestar grande atenção ao nosso ser interno, que se comunica conosco numa linguagem íntima e sutil, através da intuição.

Quem estiver interessado em conhecer mais acerca da lendária arte chinesa do Feng Shui, pode se dirigir a algum dos seguintes endereços:

Templo de Lin Yun
2959 Russell Street
Berkeley, CA 94705
Tel 510 – 841 2347
Fax 510- 548 2621

The Fairy's Ring
73 Merrick Way
Coral Gables, Fl 33134
Tel 305 – 446 9315
Faz 305 – 448 5956

Katherine Metz
1015 Gayley Ave. # 1218
Los Angeles,CA 90024
Tel 310 – 208 5282
Fax 310- 208 3887

Melanie Lewandowski
P.O Box 536
New Hope, PA 10938 –0536
Tel 215- 633 0589

The Feng Shui Warehouse
1130 Scott Street
San Diego, CA 92106
Tel 800 399 1599
619 – 523 2158
Fax 619 – 523 2169

Juan M. Alvarez
P.O Box 650367
Miami, Fl. 33265
e-mail:
website: fengshuicom.net

APÊNDICE

A RODA DAS OITO PORTAS

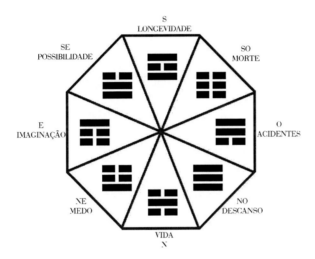

O método transcendental da Roda das Oito Portas é usado para clarear e reforçar o Ch'i de um lugar. É um método de visualização que consiste em imaginar duas rodas octogonais, uma fixa e outra girando. Lembremos que cada roda tem oito setores ou trigramas. A roda superior em movimento roda numa sucessão de oito situações. Estas situações estão vinculadas a eventos que poderiam se manifestar no habitat. Cada uma destas situações está vinculada com um dos oito presságios ensinados na Escola da Bússola. A Escola das Formas é de natureza artística e espiritual e sua filosofia baseia-se na aplicação de métodos transcendentais para criar espaços de harmonia.

A roda em movimento dá voltas em oito situações: vida, acidente, imaginação, experiência, morte, medo e descanso. Destas situações, a vida é boa, a morte a menos desejada. A situação de descanso significa deixar que as coisas passem, o que pode levar a eventos adversos que talvez convertam o bem em Mau. A imaginação é uma situação vinculada com a faculdade criativa, onde se transmutam os elementos negativos em positivos, o Mau em bom. O ajuste consiste em trazer vida a todas as situações, ou setores do habitat, transmutando toda a energia em luz, vida e amor.

Ao entrar na casa ou quarto, imagine dois octógonos, um fixo e outro girando. Quando entrar na casa, tente sentir que a posição de vida coincide com você, na porta de entrada. Antes de dar o primeiro passo, sinta a energia do octógono. Se a posição de vida é a que lhe impressiona, dê o primeiro passo. Depois visualize o resto das situações e mova-as na direção da entrada, onde se encontra a vida. Outra forma de trazer vida a todas as situações é usando o Traçado das Nove Estrelas. Visualizando a posição de vida, movemo-nos para o setor de família e começamos o traçado das nove estrelas, levando luz, vida e amor a todas as situações do octógono, através dos trigramas do Ba-Gua.

As situações da roda das oito portas e a teoria das predições

Em seguida explicamos, brevemente, o significado que tem cada direção, ou posição de um habitat com relação à *Teoria das Predições, Escola da Bússola* e suas relações com o método transcendental da *Roda das Oito Portas, Escola das Formas.*

Segundo a tradição, os significados que abreviadamente são descritos mais abaixo, são derivados da energia relativa das "direções" (dependendo da escola: porta principal, porta do fundo, ou trigrama pessoal). Em livros escritos por mestres de Feng Shui, afirma-se que: "as conjunções dos trigramas para cada direção do movimento circular com aquelas do edifício dão como resultado os – oito presságios – enunciados mais abaixo. A forma com que os presságios são aplicados a cada direção, de acordo com diferentes métodos da Escola da Bússola não segue um modelo imediatamente aparente, pois derivam da interação das Primeira e Última sequências." A Teoria dos Presságios é a mais misteriosa de todas as teorias do Feng Shui, especialmente da Escola da Bússola. Esta teoria origina-se da tradição, distribuindo os oito trigramas em dois grupos de quatro:

– O Grupo Leste, com os trigramas Chen e Hsun (madeira) unindo os trigramas Li (fogo) e Khan (água) para o Este;

– E o grupo Oeste: com os trigramas Ken (terra), Khun (terra), Twei e Chien (metal) unidos para o Oeste. Cada um dos dois grupos de 4 trigramas subdividido em dois grupos de 2 trigramas: Norte (trigramas velhos) e Sul (trigramas novos).

TEORIA DO LESTE E OESTE

	Grupo Leste		Grupo Oeste	
1º Filho CHEN	☳	Grupo Velho Norte	☰	Pai CHEN
1ª Filha HSUN	☴		☷	Mãe KHUN
2º Filho KHAN	☵	Grupo Jovem Sul	☶	3º Filho KEN
2ª Filha LI	☲		☱	3ª Filha TUEI

As relações geométricas, através de linhas horizontais, inclinadas e verticais, unindo os trigramas, mostram uma conexão lógica entre eles, que explicam as situações do método transcendental da Roda das Oito Portas (Escola das Formas) e a Teoria dos Oito Presságios (Escola da Bússola).

Em seguida trataremos de alguns aspectos da Teoria da Geometria Sagrada dos Trigramas com suas aplicações às Escolas das Formas e à Bússola. Esta teoria foi desenvolvida durante minha viagem ao Tibet. Neste apêndice apresento parte da Teoria Geométrica, que explica as relações que manifestam os oito presságios da tradição. Explicação detalhada desta teoria, incluindo fórmulas para calcular trigramas do hábitat e trigramas pessoais, encontram-se no livro "O Significado Místico do Feng Shui" (em publicação).

Direçoes propícias

Possibilidade - Sheng-Chi, vitalidade ou alento gerador (SC)

Sheng-Chi é o setor mais propício de um habitat, é a melhor direção ou localização de uma casa ou escritório. De acordo com a tradição, atrai sorte, fortuna, prosperidade e uma família grande. É o melhor setor para dormir ou trabalhar, especialmente aquelas pessoas que desejam chegar a ocupar uma posição de honra na vida. Esta é uma área que ocupa a posição mais criativa das relações energéticas das direções na Escola da Bússola. Área muito apropriada para planejamento e desenho de projetos. Também é uma área apropriada para descanso e meditação, onde a harmonia desta área estimula a natureza criativa através da intuição. De acordo com a tradição, a melhor posição de uma porta é neste setor.

O setor "Sheng-Chi" é indicado como "Possibilidade", no método transcendental da "Roda das Oito Portas", Escola das Formas. A relação geométrica do setor "Possibilidade" está definida pelo hexagrama formado pelo trigrama do Ba-Gua Espiritual (Fu Hsi Ba-Gua) Khan, superior, e o trigrama do setor de "Possibilidade" Cheng, inferior. Esta combinação está representada pela linha vertical longa, enlaçando um trigrama Yang com um trigrama Yin, do mesmo grupo (Leste ou Oeste) e diferentes Subgrupos (Norte, Sul).

O exemplo gráfico é mostrado no final da próxima seção.

Imaginaçao - Tien Yi, fortuna ou a monada celestial (TY)

Tien Yi, Monada Celestial, Tao ou Doutor do Céu representa a segunda área ou direção mais propícia de um lugar. Uma área estimulante e favorável para localizar atividades importantes, departamento de vendas, embarque de mercadorias, cobrança de contas, operações de caixa bancária e toda matéria que contribua à saúde financeira e às relações pessoais nos negócios. Esta área é considerada de sorte. Este setor, de acordo com a tradição, é excepcional para ajudar no restabelecimento de pessoas doentes ou de pessoas que padecem de Maues crônicos. É propício para a saúde da família instalar o fogão da cozinha neste setor. Recomenda-se que a boca do abastecimento de energia ou tomada elétrica (Boca do Ch'i) esteja alinhada com a direção de Tien Yi.

A área Tien Yi está representada como "imaginação" no método transcendental da "Roda das Oito Portas", Escola das Formas. A relação geométrica do setor "imaginação" está definida pelo hexagrama formado pelo trigrama do Ba-Gua Espiritual, Khan, superior, e o trigrama do setor de "Imaginação", Hsun, inferior. A relação geométrica está representada pela linha vertical mediana, que enlaça dois trigramas Yang, ou dois trigramas Yin, do mesmo Grupo (Leste, Oeste) e diferentes Subgrupos (Norte, Sul).

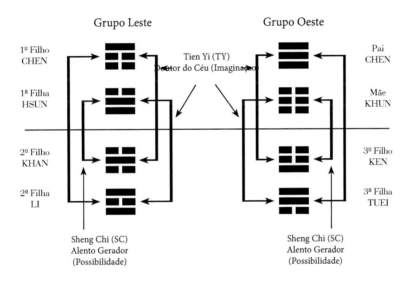

SHENG CHI (SC) ALENTO GENERADOR (POSSIBILIDADE) E TIEN YEN (TY) DOUTOR DO CÉU (IMAGINAÇAO)

Experincia - Nien Yen, longevidade (NY)

Nien Yen, o terceiro entre os quatro lugares positivos de um hábitat. Nien Yen, de acordo com a tradição é longa vida e relações de harmonia matrimoniais, familiares, filhos ricos. Área que reflete energia positiva que manifesta prosperidade permanente. Áreas que podem ser usadas para administração ou gerência de empresas ou para atividades que influem no sucesso e progresso dos negócios, tais como escritórios de contabilidade, supervisão, etc. Mestres do Feng Shui recomendam utilizar esta área para harmonizar, unir membros da família, devido à energia desta direção, que alimenta a qualidade de vida, relações e comunicações entre pessoas. Esta área, de acordo com a tradição, sana diferenças de personalidades e problemas familiares. Dificuldades matrimoniais podem ser ativadas, melhoradas e resolvidas localizando a habitação de dormir neste setor da casa.

Nien Yen corresponde à área "Experiência" indicada no método transcendental da "Roda de Oito Portas", Escola das Formas. A relação geométrica do setor "Experiência" está definida pelo hexagrama formado pelo trigrama do Ba-Gua Espiritual, Khan, superior, e o trigrama do setor de "Experiência": Li, inferior. A relação geométrica está representada pela linha curta vertical, enlaçando um trigrama Yang, com um trigrama Yin, do mesmo Grupo (Leste ou Oeste) e mesmo Subgrupo (Norte, Sul).

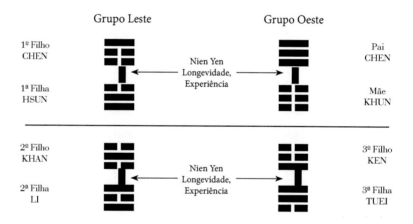

NIEN YEN (NY) LONGEVIDADE (EXPERINCIA)

Vida - Fu Wei, Vida (FW)

Fu Wei, a quarta entre as melhores áreas de um hábitat. A área da vida está relacionada com a direção da porta principal. A vida entra pela porta principal, ou como se conhece na Escola das Formas: "Boca do Chi". É uma direção muito propícia para alcançar a paz e a harmonia, que produz qualidade de vida, na família e nos negócios. Esta área deve ser honrada com adornos ou objetos decorativos que estimulem a vida e reflitam o elemento água.

O setor de Fu Wei corresponde a área da "Vida" indicada no método transcendental da "Roda das Oito Portas", Escola das Formas. A relação geométrica da "Vida" é estabelecida entre o trigrama do Ba-Gua Espiritual, Khan superior, e o trigrama da entrada, Khan. Esta combinação forma um hexagrama, e na Teoria da Geometria Sagrada dos Trigramas, representa-se pela harmonia do circulo espiritual e significa "Vida".

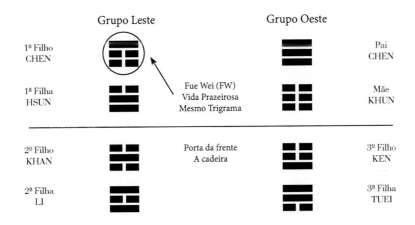

Direçoes nao propícias

Morte - Chue Ming, morte ou destino sofrido (CM)

Chue Ming é a pior localização num hábitat. Esta é a área de maior cuidado ou perigo nos negócios, como também nas casas. Chue Ming, segundo a tradição, pode ser causa de perda total de bens, família e saúde. Aconselha-se tratar de evitar, a qualquer custo, este setor. Deve-se evitar todo tipo de atividade que implique risco físico nesta área. Esta área pode ser utilizada para dispensas e inventários. Os praticantes do Feng Shui sempre olham com cuidado esta direção e sugerem desenhar os banheiros nesta área para dissipar a influência negativa da energia que Chue Ming produz no habitat. Também se recomenda a instalação da cozinha nesta área, cuidando para que o fogão esteja alinhado numa direção propícia.

Chue Ming corresponde à área de "Morte" indicada na Roda das Oito Portas, Escola das Formas. A relação geométrica do setor "Morte" está definida pelo hexagrama formado pelo trigrama do Ba-Gua Espiritual, Khan, superior, e o trigrama do setor "Morte", Khun, inferior. Esta combinação está representada pela linha inclinada (cruz-grande) que conecta um trigrama Yang com um trigrama Yin, diferentes Grupos (Leste –Oeste) e Subgrupos (Norte, Sul).

CHUEH MING - PERDA TOTAL E MORTE

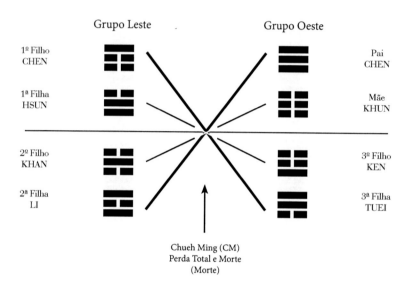

Chueh Ming (CM)
Perda Total e Morte
(Morte)

Descanso - Lui Sha, as seis Maudiçoes, os sete diabinhos

Lui Sha, as Seis Maudições, é presságio de influências negativas que produzem frustração e sentimentos depressivos. Lui Sha é a terceira pior posição. É um lugar de má sorte. Esta direção relativa de acordo com a tradição produz conflitos, discussões, brigas, problemas legais, inimigos públicos, traições, perda de oportunidades no trabalho ou nos negócios. Não é energia apropriada para negociar assuntos financeiros, ou seja, não é um lugar para o escritório do gerente ou administrador. Este setor pode causar problemas financeiros. Demandas, problemas legais, acidentes podem aparecer com frequência na família e nos negócios. Em determinadas ocasiões, estes problemas podem ser a causa de doenças crônicas e morte. Estas áreas podem ser usadas para guardar inventários ou mantimentos do escritório, etc. Um banheiro neste setor pode diminuir e debilitar o efeito negativo de Lui Sha. Lui Sha corresponde à área "Descanso" no método transcendental das Oito Rodas, Escola das Formas. A situação de descanso não é boa, significa deixar que as coisas aconteçam, levando a ocorrência de eventos adversos que talvez mudem o bom para Mau. A relação geométrica do setor "Descanso" está definida pelo hexagrama formado pelo trigrama do Ba-Gua Espiritual Khan, superior e o trigrama do setor "Descanso", Chien, inferior. Esta combinação está representada pela linha inclinada conectando dois trigramas Yang, ou dois trigramas Yin, diferentes Grupos (Leste com Oeste) e Subgrupos (Norte-Sul).

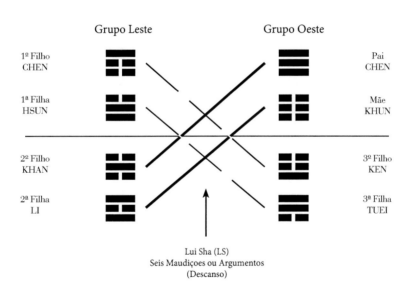

LUI SHA (LS) - SEIS ARGUMENTOS (DESCANSO)

Lui Sha (LS)
Seis Maudiçoes ou Argumentos
(Descanso)

Medo - Wu Kuei, espírito ou os cinco fantasmas (WK)

Área espiritual que se relaciona à energia dos ancestrais. Similar à área da família na Escola das Formas. Área adequada para honrar o espírito dos ancestrais ou pessoas que passaram pela transição. Área apropriada para meditar e pedir ajuda e cooperação de entidades espirituais. A área dos Cinco Fantasmas pode ser utilizada para meditação e reflexão espiritual, sempre, quando se honra a energia que esta representa. Esta direção ou localização é a segunda das piores posições energéticas num hábitat, não recomendável como habitação para dormir. Esta direção relativa pode produzir debilidades emocionais e nervosas na pessoa, que podem produzir intranquilidade e instabilidade no espírito da pessoa e levá-la a estados depressivos. Uma porta ou posição nesta direção pode causar roubos, incêndios e em alguns casos problemas com o filho mais novo da família. A influência de Wu Kuei caracteriza-se também pela possibilidade de inimigos ocultos, incompreensão entre membros da família, amigos, colegas de trabalho. É uma área de má sorte. Uma das formas para ajustar ou suprimir o efeito negativo de Wu Kuei é colocar um banheiro neste lugar.

Wu Kuei corresponde á área do "Medo", no método transcendental da Roda das Oito Portas, Escola das Formas. A relação geométrica do setor "Medo" está definida pelo hexagrama formado pelo trigrama do Ba-Gua Espiritual, Khan, superior, e o trigrama do setor "Medo" Ken, inferior. Esta combinação está representada pela linha horizontal, que conecta dois trigramas Yang, ou dois trigramas Yin, diferentes Grupos (Leste –Oeste).

Acidente - Ho Hay, acidentes ou acidente e desgraça (HH)

WU KUEI (WK) - CINCO FANTASMAS (MEDO)

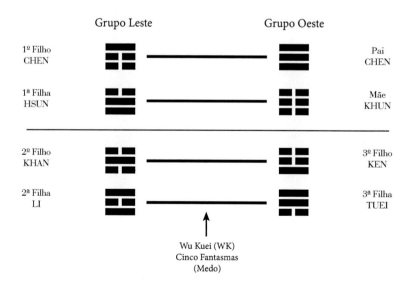

Ho Hai é a quarta entre as piores direções ou posições num hábitat. Esta direção relativa merece cuidado e pode produzir acidentes ou mudanças súbitas nas vidas das pessoas. O uso desta área pode afetar a economia ou ser causa de perdas de amizades ou casos legais. Esta é a área mais exposta a acidentes na relatividade energética das direções. Deve evitar atividades de risco nesta área. É aconselhável não colocar objetos, maquinaria, ou equipamento perigoso sem tomar precauções na área que corresponda a Ho Hai. Esta área pode ser utilizada como armazém.

A área de "Ho Hai" corresponde à área de "Acidente" indicada no método transcendental da "Roda das Oito Portas", Escola das Formas. A relação geométrica do setor "Acidente" está definida pelo hexagrama formado pelo trigrama do Ba-Gua Espiritual Khan, superior e o trigrama do setor "Acidente", Tui, inferior. Esta combinação está representada pela linha inclinada (cruz pequena) que conecta um trigrama Yang, com um trigrama Yin, diferentes grupos (Leste- Oeste), similar Subgrupo (Norte-Sul).

A Geometria dos Trigramas do I-Ching

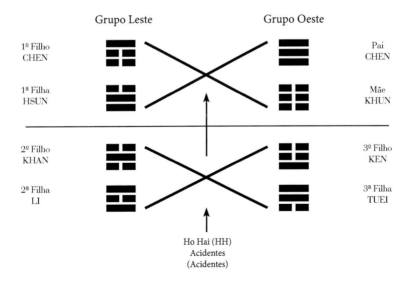

HO HAI (HH) - ACIDENTES (ACIDENTES)

203

A Teoria dos Presságios do Feng Shui deriva-se dos trigramas e das direções. A Teoria da Geometria dos Trigramas explica, através das relações geométricas dos trigramas, onde ou em que direção se encontra cada um dos presságios. Esta relação geométrica é função do trigrama determinado pela porta principal (independente do método utilizado, porta da frente, porta dos fundos) ou trigrama pessoal.

OS NÚMEROS E AS DIREÇÕES DO BA-GUA

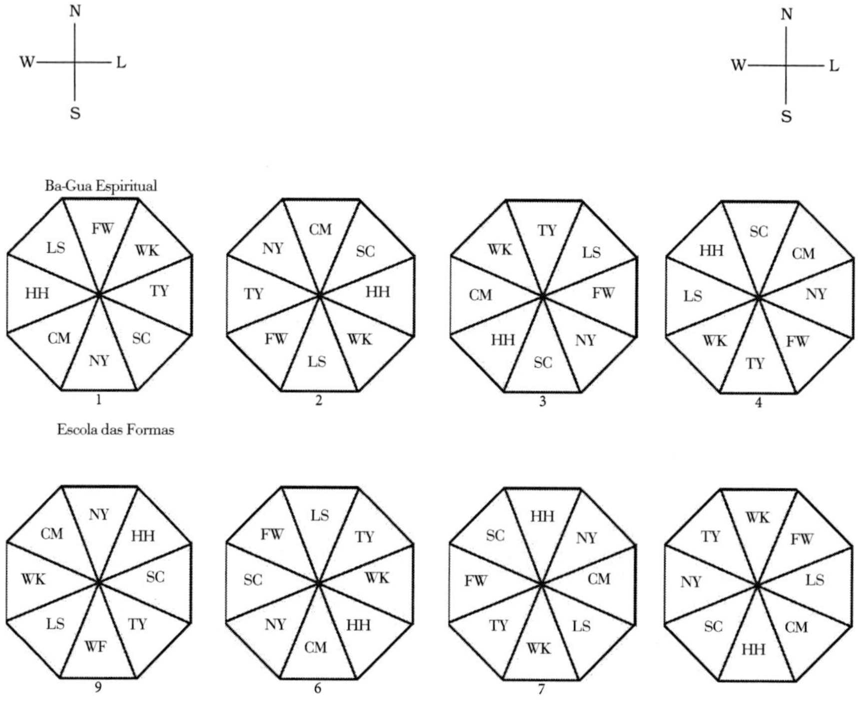

Ba-Gua Espiritual

Escola das Formas

Depois de escolher o trigrama do hábitat, este se relaciona com cada um dos trigramas das direções do hábitat, formando um hexagrama. O trigrama superior é o trigrama do hábitat, o trigrama inferior é o trigrama determinado por cada uma das oito direções da bússola. As linhas que conectam os trigramas do hexagrama, baseado na distribuição Leste e Oeste, determinam a situação ou presságio em cada direção do habitat.

Exemplo nº 2
Trigrama: Khun
(Hábitat o pessoal)

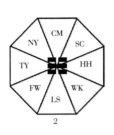

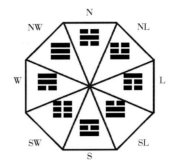

Grupo Leste

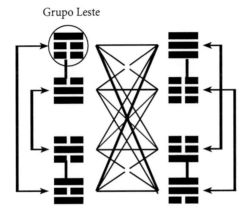

Utilizando o método geométrico não é necessário o uso das tabelas convencionais para determinar cada um dos presságios, somente se desenham as relações geométricas. Linhas verticais e o círculo conectando dois trigramas do mesmo Grupo sempre apresentam relações propícias, ou direções propícias. Linhas inclinadas ou horizontais conectando dois trigramas de distintos grupos sempre produzem presságios não propícios, ou direções não propícias.

205

Exemplo nº 3
Trigrama: Chen

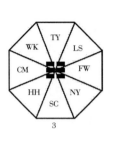
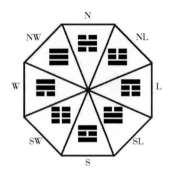
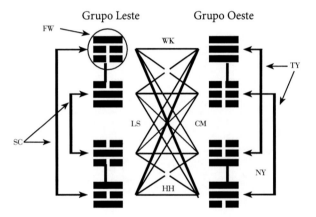

O método transcendental da Roda das Oito Portas, da Escola das Formas sempre utiliza a Khan, como trigrama do Hábitat. A natureza espiritual da Escola das Formas determina que a vida sempre se manifesta através do liquido água e, por isto, a porta de entrada a um hábitat ou edifício sempre se encontra localizada na linha da água. O trigrama Khan.

Exemplo nº 1
Trigrama: Khan

Esta é a relação da «Roda das oito Portas». Ba-Gua Espiritual

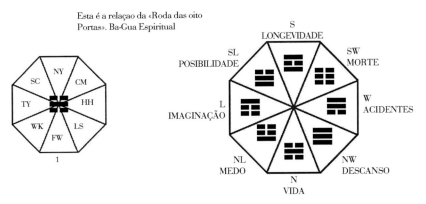

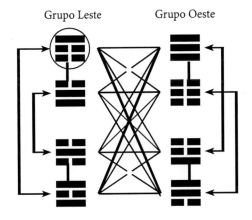

Grupo Leste   Grupo Oeste

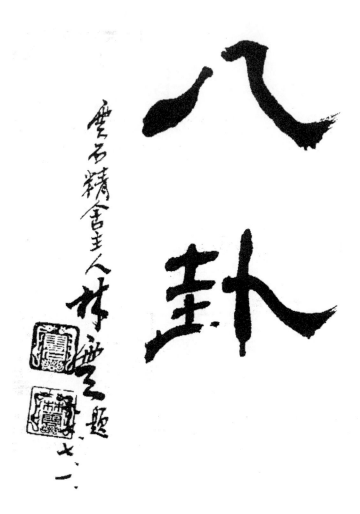

REFERÊNCIAS

Feng Shui: The Chinese Art of Placement. Sarah Rossbach.

Interior Design with Feng Shui. Sarah Rossbach.

Living Colors. Master Ling Yun and Sarah Rossbach.

Art of Placement. Katherine Metz.

Phoenix Design. Melanie Lewandowski.

Feng Shui for the Home. Evelyn Lip.

Feng Shui for Business. Evelyn Lip.

The Feng Shui Handbook. Derek Walters.

The Living Earth Manual of Feng Shui. Stephen Skinner.

Planets in Localitiy. Steve Cozzi.